中医历代名家学术研究丛书

主编 潘桂娟

Academic Research Series of Famous
Doctors of Traditional Chinese
Medicine through the Ages

"十三五"国家重点图书出版规划项目

倪祥惠 编著

邹澍

全国百佳图书出版单位
中国中医药出版社
·北 京·

图书在版编目（CIP）数据

中医历代名家学术研究丛书．邹澍 / 潘桂娟主编；
倪祥惠编著．—北京：中国中医药出版社，2021.12
ISBN 978-7-5132-6722-9

Ⅰ．①中… Ⅱ．①潘… ②倪… Ⅲ．①中医临床—
经验—中国—清代 Ⅳ．① R249.1

中国版本图书馆 CIP 数据核字（2021）第 008540 号

中国中医药出版社出版

北京经济技术开发区科创十三街 31 号院二区 8 号楼
邮政编码 100176
传真 010-64405721
河北品睿印刷有限公司印刷
各地新华书店经销

开本 880×1230 1/32 印张 5 字数 125 千字
2021 年 12 月第 1 版 2021 年 12 月第 1 次印刷
书号 ISBN 978-7-5132-6722-9

定价 49.00 元
网址 www.cptcm.com

服 务 热 线 010-64405510
购 书 热 线 010-89535836
侵 权 打 假 010-64405753

微信服务号 zgzyycbs
微商城网址 https://kdt.im/LIdUGr
官 方 微 博 http://e.weibo.com/cptcm
天猫旗舰店网址 https://zgzyycbs.tmall.com

如有印装质量问题请与本社出版部联系（010-64405510）
版权专有 侵权必究

2005 年国家重点基础研究发展计划（973 计划）课题"中医学理论体系框架结构与内涵研究"（编号：2005CB532503）

2009 年科技部基础性工作专项重点项目"中医药古籍与方志的文献整理"（编号：2009FY120300）子课题"古代医家学术思想与诊疗经验研究"

2013 年国家重点基础研究发展计划（973 计划）项目"中医理论体系框架结构研究"（编号：2013CB532000）

国家中医药管理局重点研究室"中医理论体系结构与内涵研究室"建设规划

"十三五"国家重点图书、音像、电子出版物出版规划（医药卫生）

2021 年度国家出版基金资助项目

项目来源及国家重点图书出版计划

前言

中医理论肇始于《黄帝内经》《难经》，本草学探源于《神农本草经》，辨证论治及方剂学发轫于《伤寒杂病论》。在此基础上，历代医家结合自身的思考与实践，提出独具特色的真知灼见，不断革故鼎新，充实完善，使得中医药学具有系统的知识体系结构、丰富的原创理论内涵、显著的临床诊治疗效、深邃的中国哲学背景和特有的话语表达方式。历代医家本身就是"活"的学术载体，他们刻意研精，探微索隐，华叶递荣，日新其用。因此，中医药学发展的历史进程，始终呈现出一派继承不泥古、发扬不离宗的繁荣景象。

中国中医科学院中医基础理论研究所，自 2008 年起相继依托 2005 年国家重点基础研究发展计划（973 计划）课题"中医学理论体系框架结构与内涵研究"、2009 年科技部基础性工作专项重点项目"中医药古籍与方志的文献整理"子课题"古代医家学术思想与诊疗经验研究"、2013 年国家重点基础研究发展计划（973 计划）项目"中医理论体系框架结构研究"，以及国家中医药管理局重点研究室（中医理论体系结构与内涵研究室）建设规划，联合北京中医药大学等 16 所高等院校及科研和医疗机构的专家、学者，选取历代具有代表性或学术特色突出的医家，系统地阐释与解析其学术思想和诊疗经验，旨在发掘与传承、丰富与完善中医理论，为提升中医师临床实践能力和水平提供参考和借鉴。本套丛书即是由此系列研究阶段性成果总结而成。

综观历史，凡能称之为"大医"者，大都博览群书，学问淹博赅洽，集百家之言，成一家之长。因此，我们以每位医家的内容独立成书，尽可能尊重原著，进行总结、提炼和阐发。本丛书的另一个特点是，将医家特色学术观点与临床实践相印证，尽可能选择一些典型医案，用以说明理论的实践价值，便于临床施用。本丛书列选"'十三五'国家重点图书、音像、电子出版物出版规划""医药卫生"类项目，收载民国及以前共 102 名医家。第一批 61 个分册，已于 2017 年出版。第二批 41 个分册，申报 2021 年国家出版基金项目已获批准，出版在即。

丛书各分册作者，有中医基础和临床学科的资深专家、国家及行业重点学科带头人，也有中青年骨干教师、科研人员和临床医师中的学术骨干，来自全国高等中医药院校、科研机构和临床单位。从学科分布来看，涉及中医基础理论、中医各家学说、中医医史文献、中医经典及中医临床基础、中医临床各学科。全体作者以对中医药事业的拳拳之心，共同努力和无私奉献，历经数年完成了这份艰巨的工作，以实际行动切实履行了"继承好、发展好、利用好"中医药的重大使命。

在完成上述科研项目及丛书撰写、统稿与审订的过程中，研究团队暨编委会和审订委员会全体成员精益求精之心始终如一。在上述科研项目负责人、丛书总主编、中国中医科学院中医基础理论研究所潘桂娟研究员主持下，由常务副主编陈曦副研究员、张宇鹏副研究员及各分题负责人——翟双庆教授、钱会南教授、刘桂荣教授、郑洪新教授、邢玉瑞教授、马淑然教授、文颖娟教授、陆翔教授、杨卫彬研究员、崔为教授、江泳教授、柳亚平副教授、王静波副教授等，以及医史文献专家张效霞教授，分别承担或参与了团队的组织和协调，课题任务书和丛书编写体例的起草、修订和具体组织实施，各单位课题研究任务的落实和分册文稿编写、审订等工作。编委会多次组织工作会议和继续教育项目培训，推进编撰工作进度，确保书稿撰写规范，并组织有关专家对初稿进行审订；最终，由总主编与常务副主编对丛书各分册进行复审、修订和统稿，并与全体作者充分交流，对各分册内容加以补充完善，而始得告成。

2016年2月，国家中医药管理局颁布《关于加强中医理论传承创新的若干意见》，指出要"加强对传承脉络清晰、理论特色鲜明的古代医家的学术思想研究"。2016年2月，国务院颁布《中医药发展战略规划纲要（2016—2030年）》，强调"全面系统继承历代各家学术理论、流派及学说"。上述项目研究及丛书的编写，是研究团队对国家层面"遵循中医药发展规律，传承精华，守正创新"号召的积极响应，体现了当代中医人敢于担当的勇气和矢志不渝的追求！通过此项全国协作的系统工程，凝聚了中医医史、文献、理论、临床研究的专门人才，培育了一支专业化的学术队伍。

在此衷心感谢中国中医科学院及其所属中医基础理论研究所、中医药信息研究所、研究生院，以及北京中医药大学、陕西中医药大学、山东中医药大学、云南中医药大学、安徽中医药大学、辽宁中医药大学、浙江中医药大学、成都中医药大学、湖南中医药大学、长春中医药大学、黑龙江中医药大学、南京中医药大学、河北中医学院、贵州中医药大学、中日友好医院16家科研、教学和医疗单位对此项工作的大力支持！衷心感谢中国中医科学院余瀛鳌研究员、姚乃礼主任医师、曹洪欣教授与北京中医药大学严季澜教授在项目实施和本丛书出版过程中给予的悉心指导与支持！衷心感谢中国中医药出版社有关领导及华中健编辑、芮立新编辑、伊丽紫编辑、鄢洁编辑及丛书编校人员的辛勤付出！

在本丛书即将付梓之际，全体作者感慨万千！希望广大读者透过本丛书，能够概要纵览中医药学术发展之历史脉络，撷取中医理论之精华，承绪千载临床之经验，为中医药学术的振兴和人类卫生保健事业做出应有的贡献！

由于种种原因，书中难免有疏漏之处，敬请读者不吝批评指正，以促进本丛书的不断修订和完善，共同推进中医历代名家学术的继承与发扬！

《中医历代名家学术研究丛书》编委会

2021 年 3 月

凡
例

　　一、本套丛书选取的医家，为历代具有代表性或特色
思想与临床经验者，包括汉代至晋唐医家 6 名，宋金元医
家 19 名，明代医家 24 名，清代医家 46 名，民国医家 7
名，总计 102 名。每位医家独立成册，旨在对医家学术思
想与诊疗经验等内容进行较为详尽的总结阐发，并进行精
要论述。

　　二、丛书的编写，本着历史、文献、理论研究有机结合
的原则，全面解读、系统梳理和深入研究医家原著，适当
参考古今有关该医家的各类文献资料，对医家学术思想和
诊疗经验加以发掘、梳理、提炼、升华、概括，将其中具
有理论意义、实践价值的独特内容阐发出来。

　　三、丛书在总体框架上，要求结构合理、层次清晰；
在内容阐述上，要求概念正确，表述规范，持论公允，论
证充分，观点明确，言之有据；在分册体量上，鉴于每个
医家的具体情况不同，总体要求控制在 10 万～ 20 万字。

　　四、丛书的每一分册的正文结构，分为"生平概
述""著作简介""学术思想""临证经验"与"后世影响"
五个独立的内容范畴。各分册将拟论述的内容按照逻辑与
次序，分门别类地纳入以上五个内容范畴之中。

　　五、"生平概述"部分，主要包括医家姓名字号、生卒
年代、籍贯等基本信息，时代背景、从医经历以及相关问
题的考辨等。

　　六、"著作简介"部分，逐一介绍医家的著作名称（包
括现存、已经亡佚又经后人辑复的著作）、卷数、成书年

代、主要内容、学术价值等。

七、"学术思想"部分，分为"学术渊源"与"学术特色"两部分进行论述。前者重在阐述医家之家传、师承、私淑（中医经典或前代医家思想对其影响）关系，重点发掘医家学术思想的历史传承与学术渊源；后者主要从独特学术见解、学术成就、学术特点等方面，总结医家的主要学术思想特色。

八、"临证经验"部分，重点考察和论述医家学术著作中的医案、医论、医话，并有选择地收集历代杂文笔记、地方志等材料，从中提炼整理医家临床诊疗的思路与特色，发掘、总结其独到的诊治方法。此外，还根据医家不同情况，以适当方式选录部分反映医家学术思想与临证特色的医案。

九、"后世影响"部分，主要包括"学术影响与历代评价""学派传承（学术传承）""后世发挥"和"国外流传"等内容。其中，对医家的总体评价，重视和体现学术界共识和主流观点，在此基础上，有理有据地阐明新见解。

十、附以"参考文献"，标示引用著作名称及版本。同时，分册编写过程中涉及的期刊与学位论文，以及未经引用但能体现一定研究水准的期刊与学位论文也一并列出，以充分体现对该医家研究的整体状况。

十一、附以丛书全部医家名录，依照时间先后排列，以便查验。

十二、丛书正文标点符号使用，依据中华人民共和国国家标准《标点符号用法》（GB/T 15834—2011）。医家原书中出现的俗字、异体字等一律改为简化正体字，个别不能对应简化字的繁体字酌予保留。

《中医历代名家学术研究丛书》编委会

2021 年 3 月

内容提要

邹澍，字润安（一作润庵），晚号闰庵；生于清乾隆五十五年（1790），卒于清道光二十四年（1844）；江苏武进人，著名本草学家。邹澍平生以治学自娱，尤精医学。撰有多部医学著作，仅《本经疏证》《本经续疏》《本经序疏要》三部有刻本传世。邹澍研究本草，充分体现了我国古代医药学家"推研物生之性情，穷尽药用之功效"的思维方式；在研究中将中医学理法贯穿于方药之中，阐释理论与临床之困惑，并且将《黄帝内经》《神农本草经》《伤寒杂病论》相互对照、互相阐释，提出了很多独到见解，并指出前人的某些错误和缺点。邹澍治学严谨，理论实践并举，博学深邃，涉及方药研究的方方面面。其本草学著作，堪称立足于我国传统文化和中医学思维方式研究本草学的代表之作。本书以邹澍对本草、人体生理、病变和治则治法等方面的研究成果为研究核心，较全面地总结其学术主张。本书主要内容，包括邹澍的生平概述、著作简介、学术思想、后世影响等。

　　邹澍，字润安（一作润庵），晚号闰庵；生于清乾隆
五十五年（1790），卒于清道光二十四年（1844）；江苏武
进人，著名本草学家。邹澍平生以治学自娱，尤精医学。
撰有著作多部，医学方面仅有《本经疏证》《本经续疏》
《本经序疏要》三部传世。邹澍研究本草充分体现了我国古
代医药学家"推研物生之性情，穷尽药用之功效"的方法，
在研究中着重解释药物作用原理和配伍规律，阐释理论与
临床之困惑，并且将《黄帝内经》《神农本草经》《伤寒杂
病论》相互对照、互相阐释，提出了很多独到见解，并指
出前人误解和缺漏。邹澍治学有方，理论实践并举，博学
深邃严谨。本书以邹澍的学术思想和用药经验为研究内容，
阐述其对本草、人体生理、病变和治则治法等方面的研究
成果为研究核心，较为全面地总结其学术主张。

　　本书以清代医家邹澍的本草著作《本经疏证》（十二
卷）、《本经续疏》（六卷）、《本经序疏要》（八卷）为研究
底本。其中，《本经疏证》共疏证药物173味，《本经续疏》
共疏证药物142味；《本经序疏要》系邹澍对《神农本草经》
序录中"大病之主"以下一节，循其所例，剖而析之，大
体采用《证类本草》序例"诸病通用药"，详解性味功效及
病症，并附"解百药及金石等毒""服药食忌""凡药不宜
入汤酒"等篇而成。

　　自邹澍著作问世以来就被多数医家所推崇，但是关于
其学术思想的总结与提炼却为数不多。笔者以"邹澍""本
经疏证""本经续疏"为关键词，在中国知网（CNKI）检索
1979年至2018年相关研究论文，结果显示有博士学位论文

1篇，为2014年王全利博士（导师为山东中医药大学张成博教授）的《邹澍本草著作研究》。作者对于邹澍的生平、著作的版本、成书背景及部分学术思想进行了较为全面的研究和总结，特别是对于著作的版本和流传，以及成书背景进行了较为详实而全面的论述。其对于邹澍学术思想，侧重于临床经验的阐述，但是较难体现邹澍对本草、生命与疾病的认识，也较难把握其学术思想之脉络。其余为期刊论文11篇，最早的论文，为李铁君在《南京中医学院学报》1983年第三期发表的《邹澍和他的〈本经疏证〉》，系一篇概述介绍性文章。

导致目前邹澍学术思想研究进展缓慢的原因，大致有三方面：①邹澍著作以单味药为单元进行论述，其思想、创新分散隐藏在多味药论之中。虽然后来的《本草序疏要》，改以病症为纲，但是简略了许多，对于医理、药理的阐发较少，造成理解困难。②邹澍研究本草的思想出发点，是中国传统文化和思维方式，与如今人们熟识的逻辑思维有较大的距离，导致大多数人不能很好地理解邹澍的思想。③由于邹澍精通文字、训诂等，小学功底深厚，因此邹澍之著作常用一些冷僻字，并且在论述中文理曲折，不容易被人理解和接受。

本次整理、研究，着重从分析研究古人认识世界、认识疾病、认识药物的思维方式出发，研讨邹澍对于医学理论的认识和阐发、对于《神农本草经》《名医别录》《伤寒杂病论》《黄帝内经》《难经》的理解、对于药物功效及其成因的分析、对于经典内容文字的剖析，以及邹澍的病案，对先贤思想的批判与继承等，同时也讨论了其某些认识局限。

本次整理、研究采用的邹澍著作版本：以1959上海科学技术出版社和2009学苑出版社版本为依据。其中，上海科学技术出版社的是《本经疏证》，后附《本经续疏》和《本经序疏要》，1959年3月第一版，该版本为翻印1937年世界书局版；学苑出版社的《本经疏证》《本经续疏》《本经序疏要》均为 2009 年 9 月第一版，由张金鑫点校。

　　本次整理、研究，主要内容包括邹澍的生平、著作版本、成书背景，以及对后世影响等方面，由于王全利博士的研究成果较为详实全面，故本书相关内容主要参考王全利博士的研究成果，但本人对其中有关邹澍为吴德旋弟子之说有异议。在此谨向王全利博士表示感谢。本书更侧重发掘中国古代哲学和中国传统文化对邹澍的影响，并对其关于本草、人体的生理、病变、处方的认识，以及邹澍著作中的谬误之处进行了归纳、总结与分析，这是本书有别于王全利博士《邹澍本草著作研究》的地方。

　　在此衷心感谢参考文献的原作者及支持本项研究的各位同仁！

倪祥惠

2021 年 10 月

目　录

参考文献

邹澍

生平概述

邹澍，字润安（一作润庵），晚号闰庵；生于清乾隆五十五年（1790）三月二十九日己酉，卒于清道光二十四年（1844）八月十六日庚戌，享年五十四岁。江苏武进人，著名本草学家。邹澍平生以治学自娱，尤精医学。撰有著作多部，医学方面仅有《本经疏证》《本经续疏》《本经序疏要》三部有刻本传世。邹澍研究本草充分体现了我国古代医药学家"推研物生之性情，穷尽药用之功效"的思维方式，在研究中将中医学理法贯穿于方药之中，阐释理论与临床之困惑，并且将《黄帝内经》《神农本草经》《伤寒杂病论》相互对照、互相阐释，提出了很多独到见解，并指出前人的某些错误和缺点。邹澍治学有方，理论实践并举，博学深邃，涉及方药研究的方方面面。

一、时代背景

邹澍生活于清代嘉庆、道光时期。这一时期以乾嘉学派为显学，因此，乾嘉学派不可避免地对整个社会文化的导向和士人的研学方式产生了深刻影响，中医药学领域也不例外。邹澍撰述本草著作，即深受乾嘉学术影响。陈梦赉在其编著的《中国历代名医传》中，认为邹澍的本草著作是那个时代学术潮流的产物。

乾嘉时期，政权专一，经济繁荣，统治者为了强化自己的统治，消除汉人的反抗，实行了极端的文化专制主义政策。仅乾隆时期，就多次禁毁异端书籍，大兴文字狱，导致文人仕士不敢抒发己见，议论时政，即使是诗文奏章也不敢疏忽。因此，文人学士们更多地把时间和精力用在典籍的整理上。朝廷对此极为认可予以鼓励，于乾隆年间开四库全书馆，倡导历史考据，把学者们的目光引向实证。加之明末清初，由于顾炎武、黄宗羲、王夫之等大儒的倡导与实践，在思想领域出现了明末清初反理学和反王学的潮流，一改宋明儒学空谈义理，倡导治学当"经世致用""明道救世"；在学术研究上重视考据。在上述因素的综合作用下，乾嘉时期出现了"其治学根本方法，在'实事求是''无征不信'；在研究范围，以经学为中心，衍及小学、音韵、史学、天算、水地、典章制度、金石、校勘、辑逸等等；而引证取材，多极于两汉"（梁启超著《清代学术概论》）的治学新气象，考据学大盛。

乾嘉学派以考据为主要治学方式，以汉儒经注为宗，推崇东汉许慎、郑玄之学，反对空谈心性义理，主要采用汉代儒生训诂、考订的治学方法，文风朴实简洁，重证据罗列而少理论发挥。其代表人物有惠栋、戴震、钱大昕、段玉裁、王念孙、王引之等著名学者。该学派主要分为吴、皖两派。吴派以惠栋为代表，他们尊崇、信守汉儒的说经，从研究古文字入手，通过音韵、训诂以求经义。皖派以戴震为代表，注重文字、音韵和校勘、训诂，由训诂以求义理，具有求实的特色。

在医学方面，自乾嘉时期开始，很多医药学家更加注重古典医籍的考据。何兆雄在《中国医德史》中，将该时期成果进行了归纳，指出主要贡献包括：①《古今图书集成·医部全录》和《四库全书·子部·医家类》的出版。②订正了历代医籍的一些错误。③对医学经典著作的历代版本进行了整理。④重视对医经的注疏论著。⑤在考据学影响下，医家在实践中对一些医学理论和认识加以订正。其中，该时期医家围绕整理中医古典医籍，进行考据、辑复、注释，出现一些比较著名且影响较大的著作。在《黄帝内经》研究方面，有张志聪的《黄帝内经素问集注》与《黄帝内经灵枢集注》、高士宗的《黄帝素问直解》、张琦的《素问释义》等；在《难经》

研究方面，有徐大椿的《难经经释》；在《伤寒杂病论》研究方面，有柯韵伯的《伤寒来苏集》、尤在泾的《伤寒贯珠集》与《金匮要略心典》、喻嘉言的《尚论篇》、张志聪的《伤寒论集注》、徐大椿的《伤寒类方》等；在《神农本草经》研究方面，有孙星衍与孙冯翼辑复本《神农本草经》、张志聪的《本草崇原》、徐大椿的《神农本草经百种录》、张璐的《本经逢原》等。

　　乾嘉学派对邹澍的影响表现为：①邹澍对经典医药文献非常推崇。在著述本草著作时，虽疏证的并非全部是《本经》药物，但仍将其命名为《本经疏证》《本经续疏》《本经序疏要》。邹澍与明清时多数医家相同，认为《本经》最为纯正准确，对其较为推崇，并以考据精神对其进行注疏发挥。邹澍反对将《本经》及《别录》"视同海藏、东垣"，并"取《本经》《别录》为经，《伤寒论》《金匮要略》《千金方》《外台秘要》为纬，交互参证而组织之，务疏明其所以然之故"（《本经疏证》邹序）。②邹澍在撰述本草著作时，其治学方法与乾嘉学派相似，采用"例则笺疏之例，体则辨论之体"的写法，"以《本经》为主，以《别录》为辅，而取《伤寒论》《金匮要略》《千金方》《外台秘要》与《唐本》《图经》，兼取六经、五雅、诸史、《说文》，旁及道经、佛书、《群芳谱》、名人著作。凡有关于论药者，为之疏解辨证，或论病之所宜药，或论药之所宜病，与夫当用、不当用之故，务求其精，毋失于粗，务求其真，毋惑于似，反覆较勘，一扫本草诸家庞杂芜秽之言，而归于至当，使药品之美毕彰，而《本经》之旨益著"（《本经疏证》洪序）。③邹澍在疏证药物时，常引用乾嘉学派的考据方法，重视证据罗列，大量引用《伤寒论》《金匮要略》《备急千金要方》《外台秘要》《唐本草》、六经、五雅、诸史、《说文》等汉唐文献，为自己的论述寻求证据，以求"无征不信""实事求是"，阐明《神农本草经》之旨。

　　邹澍的本草著作虽然题名为《本经疏证》《本经续疏》《本经序疏要》，书中也用"本草经""本经"等名，但对张仲景之书深有研究，他认为刘若金《本草述》"用力于张长沙、孙真人犹少也"，遂先将张仲景所用173味药予以疏证，首先编成《本经疏证》（其收载《本经》药物136种），次选145味药予以疏证，编成《本经续疏》（其收载《本经》药物88种）。由此可见邹澍对于张仲景之书的钟爱。可是，邹澍疏于对《神农本草经》的考证，著述中所录《神农本草经》药物的原文，均直接引自《证类本草》，而未加详细考证；并且，在引用《黄帝内经》等经典原文时，常常在词不害意的情况下，直接做了修改。

二、生平纪略

邹澍生于乾隆五十五年（1790），卒于道光二十四年（1844），享年五十四岁。邹澍家境贫寒，无力延师学习；从小刻苦好学，寒暑不辍；他博览群书，学识渊博，通晓天文、推步、地理、形势，诗和古文也卓然成家，尤其精通医药。邹澍著述颇丰，著作可涵盖史、子、集内容。据周仪颢在"邹润安先生传"中所言，邹澍"所著有《明典》五十四卷，《本经疏证》十二卷，《本经续疏》六卷，《本经序疏要》八卷，《伤寒通解》四卷，《伤寒金匮方解》（又称《长沙方疏证》）六卷，《医理摘抄》四卷，《契栀录》四卷，《医经书目》八卷，《医书叙录》一卷，《医经杂说》一卷，《沙溪草堂文集》一卷，《沙溪草堂杂著》一卷，《沙溪草堂诗集》一卷"。另据《光绪武阳志余》与曹禾《医学读书志》记载，邹澍还撰有《读医经笔记》三卷。此外，据《清代毗陵书目》卷二记载，邹澍曾与庄梦兰同辑《常州府忠义祠录》五卷。可惜现仅存其三部本草著作，其余皆"稿本未刊，寇乱亡佚"。由于邹澍所撰以医学著作为多，且流传相对较广，"世遂以医目之，不足以尽澍也"。

邹澍平生以治学自娱，医德高尚。平素隐于医以自给，一生淡薄名利，为人谦虚低调。清道光元年（1821），征召山林隐逸之士，地方一致推荐他，并向朝廷上报，他却坚决辞谢，甘愿在本地行医，并称："某德薄能鲜，长为乡人以没世，乃其分耳。若抗迹邱园，钓弋华誉，乡党自好者不为，而子谓我愿之乎！"张丹郏、程芝圃等，都非常看重邹澍，并劝其出仕，但都被拒绝。他自谦称："某赋性迂缓，局于展舒，苟膺荐牍，非特失己行且玷君矣，敢固辞。"邹澍给人治病，不慕权贵，"必先单家，而后巨室"，且"非盛寒暑，未尝乘舆"，其高尚医德，可见一斑。

（一）邹澍的师承

邹澍以自学为主。关于邹澍的师承，刘声木先生在《桐城文学渊源撰述考》中，认为邹澍曾师从清代桐城派"三祖"之一姚鼐的弟子吴德旋。笔者认为此说证据不足：其一，无论是周仪颢的"邹润安先生传"，还是邹澍自序，都没有提及师承吴德旋一事；其二，查刘声木先生生于1876年，卒于1959年，虽较邹澍卒年1844年不远，但也有近半个世纪之遥；并且刘先生言其师承并没有明确文献资料来源；其三，专门研究晚清古文化圈的著作《晚清古文研究——以陈用光、梅曾亮、曾国藩、吴汝纶四大古文圈子为中心》，在讨论吴德旋时仅将邹澍列入吴德旋的古文圈子，而不言为其弟子。所以，虽然邹澍著作有较明显的乾嘉学派痕迹，但是笔者不认同邹澍师承吴德旋。笔者认为，不论邹澍的古文还是医学，大约均以自学为主，加之邹澍交游广泛，勤于思考，故而其著述颇丰，成果斐然。

（二）邹澍的交友

据文献记载，邹澍交往的朋友众多，有擅长诗文及中医的汤用中，有"毗陵后七子"之一的周仪颢，还有在中医学方面具有一定影响的杨时泰、曹禾、余敏求、魏培之、李识侯等人。

1. 杨时泰

杨时泰（1644—1911），字贞颐，号穆如，武进人。嘉庆二十四年举人，官至山东莘县知县。《武进阳湖合志》称其工医，宗周慎斋，得其阃奥，尤善辨脉。杨时泰著有《本草述钩元》，系对《本草述》进行删节修订，"汰其冗者十之四，达其理者十之六"，增加了药物基原、产地、性味、主治等内容，历时六年撰辑而成。

邹澍与杨时泰交往甚密，经常共同探讨学术问题。邹澍在道光壬寅（1842）中秋节，为杨时泰的《本草述钩元》作序，对该书赞赏有加。邹澍撰述本草著作也深受杨时泰影响，他在自序中言："友人杨君穆如，《本经》之学素深。壬辰秋，偶因过访，叩其治《本经》法，杨君甚称《本草述》精博。《本草述》者，予盖曾读焉而苦其冗蔓者也。杨君言刘潜江文笔萎薾，用意甚深，能熟读之，略其繁芜，则精博自见。因讲芍药一味，予为心醉，归而朝夕诵之，觉其旨渊然无尽，然微嫌其用力于张长沙、孙真人犹少也。因以己意，取《本经》《别录》为经，《伤寒论》《金匮要略》《千金方》《外台秘要》为纬，交互参证而组织之，务疏明其所以然之故。是年冬，疏证药六味，求正杨君，杨君深以为善，但谓似独为汉唐时用药发者，实则后世缵论，悉有精诣，不可废也，予敬诺焉。"由此可见，无论是《本经疏证》的撰述成因，还是在其撰述过程中，邹澍均深受杨时泰极大的影响。

2. 汤用中

汤用中（约1801—？），字芷卿，原籍江苏武进，寄籍宛平（今北京市），嘉庆、道光间人。著名文学家、史学家赵翼的外孙，道光十九年（1839）举人。中举前为幕僚近二十年，中举后曾为两淮候补盐大使，又曾官县令。工诗文，著有《养不知斋诗稿》《翼駉稗编》等。

汤用中在邹澍本草著作的"跋"中叙述："予年弱冠，喜治岐黄家言。每日夕与润庵会陈家酒罏，课日间所业，或举今日治某家某症立某方，互证得失以为常。"可见汤用中年轻时曾研习中医学，常与邹澍交流学习和互证临证心得体会。

3. 余敏求、魏培之

余敏求和魏培之二人不可考。邹澍在其自序中言："杨君穆如初旨，欲邀诸同人，将《本草述》汰芜存真，各为删本，间日出以相示，互为印证，以期毫无遗憾。时和其说者，有余君敏求，魏君培之。"在《本经疏证》与《本经续疏》中，有邹澍与两位友人关于败酱和犀角的探讨。

《本经疏证》"败酱"条，载有余敏求对败酱的认识："余敏求曰：'酱缘日逼而成，夏月成之尤速，俗传暑候酷日曝之之水有毒，取作浴汤，必生疮痈，则酱岂能无毒？是物能败酱中之毒，故以为名。'《本经》取治火疮、赤气、疥瘙、疽、痔之因曝热而成者，其义正与此合。'曝'系日曝之曝，不作疾速解也。徽人以是物作菹，云食之不生疮疖。"余敏求取象比类，从败酱名称出发论述了其治疗曝热而成之病证，体现了他对该病证机制的认识。

魏培之，则见于《本经续疏》"犀角"条，该条引用了魏培之关于"犀角是倒大黄"的论述："故友魏君培之尝戏语予曰：'犀角是倒大黄，知子之乎？'予问其所以，则曰：'《千金》云：如无犀角，以升麻代之。（《伤寒杂治门》木香汤下云：毒盛者，加犀角，无犀角代以升麻。）升麻能于外寒内热之毒，使悉举上行而散，则犀角于内外皆热之毒，亦使悉举上行而散，犹大黄之下热毒也，可不谓大黄之倒者乎！'"该论述体现了魏培之对升麻、犀角、大黄药物作用特点的深刻认识。

4. 曹禾

曹禾（？—1861），字青岩，号畸庵，原籍安徽含山，后徙居江苏武进。他好读书，博学多识，工诗文，好论兵，精于医，曾任五品御医。曹禾起初学习金元四大家及明代薛立斋、李时珍等人之学，后悟其非，继而研习医经、经方等。曹禾著有《疡医雅言》（十三卷）、《痘疹索隐》（一卷）、《医学读书志》（二卷）、《医学读书附志》（一卷），总称《双梧书屋医书四种》。

据曹禾《医学读书志》所载，曹禾曾家藏邹澍《读医经笔记》《伤寒通解》及《长沙方疏证》未刻稿，并称："（道光）癸卯，禾录稿汤君用中，倡锓于维扬，归板于其嗣子梦龙。"曹禾能藏有邹澍《读医经笔记》《伤寒通解》及《长沙方疏证》未刻稿，并对邹澍本草著作"录稿"，可见其与邹澍交往之近。

曹禾在医学方面造诣颇深，邹澍本草著作中曾多次记载了二人对药物认识的讨论及对病证的认识。如《本经疏证》"猪胆"条中，记载他们二人关于阴吹证有无脾虚等问题的探讨："曹青岩问：'阴吹证，所谓谷气之实者，得无脾胃之虚欤？'予谓：'不然，脾虚则谷入不运而泄泻，胃虚则呕吐而谷不得入，又何得为谷气之实？'曰：'然则当作何解？其用猪膏发煎，又何义？'曰：'《脏气法时论》云：五谷为养，五果为助，五畜为益，五菜为充。'在强健藜藿辈，但得谷气足恃，脾胃固已旺矣。稍近膏粱者，其谷气必得助而后流动，得益而后滑泽，得充而后传化。徒恃谷气，斯有壅遏之弊矣。《论语》谓：肉虽多，不使胜食气。《孟子》则谓：七十非肉不饱。正为食气、肉味不可偏废也。予尝见有先乐后苦，年高溏泄者，得肉食则便反坚；有常丰暂俭者，偶蔬食则虽饱不适；有本苦偶腴者，一得肉食泄泻便作。可见肉食与谷气，必使剂量得中，方可无病，故《五常政大论》谓：谷、肉、果、菜当食养尽之，倘若过之，则伤其正。况六淫之迫于外，七情之扰于中，其间苟有调处不当，焉能不变生患害耶？阴吹而正喧者，谷气厚而肉食不足以滑泽之也。然何以独病妇人而不兼及男子？盖男子近前阴处窄而满，纵施泄已后，亦不容谷气流入；女子近前阴处宽而空，若经后、产后，谷气之实者袭而据焉，继乎此者遂源源而至，以是小便为之不利，故其下注者乃如失气，并有声而喧焉。猪膏，肉之至肥至泽者也，以之调和谷气，即以润大便，是直探其源。病原涉及血分，且小便不利，佐乱发以利小便，且使血之被伤者，仍自还神化，是兼澈其流，义之明了可识者也。试观其治'诸黄'，诸黄中有谷疸，其源正与此同，惟其不大便，是以得为阳明病；惟其非火迫津枯，是以脉迟微烦；头眩者，气犹上冲也，正与阴吹正喧对。阴吹正喧，是以不为黄；微烦头眩，是以尚未为黄。小便难，则致谷疸、致阴吹之本也，两者吻合如此，又何疑谷气之实猪膏之用哉？'脂在腰，曰肪'（《文选·与钟大理书》注）。膏，即脂也，以有角无角，异其称耳（《家语·执辔》注'脂，羊属；膏，豚属'）。肪膏解蚀肉虫之毒，乃以肉之极厚者饵之，使不蚀人也。至《金匮要略》阴吹证，'猪膏发煎导之'必有误，盖证甚奇特，方极和平，服之乃得有济导之，则其力又乌能及耶？！"《本经序疏要》"痈疽""恶疮""漆疮""瘿瘤""瘘疮""五痔""寸白"等外科疾病条中，邹澍也多次引用曹禾对于病证的论述。曹禾全面论述外科病证的书籍为《疡医雅言》，该书最早出版于咸丰二年（1852），距邹澍去世已有八年之久。邹澍如此多地引用曹禾的观点，也充分体现了邹澍与曹禾交往之密，以及二人学术探讨之频。

5. 李识侯

李识侯，清代医家，具体生平不详。李识侯著有《暑症发原》（一卷），该书是论述暑证及其相关病证的专著，裘庆元评价该书为"暑症之科律"。

邹澍曾于道光壬午（1822），校读李识侯《暑症发原》，并对其进行圈跋，评价颇高；他还曾与李识侯探讨热病问题，自述深受启发。其曰："伤寒热病，澍每患节庵、中行择焉不精，嘉言语焉不详。及读此编，乃知此中有如许境界。他日更加用力，上绍长沙，下开来学，于有益民生，岂浅鲜哉！项检得《素问热论注》一篇，附呈雅正，不腆敝帚，只合自享，然得鸿裁印可，焉知非一登龙门而其值十倍乎！幸有以教之，翼日复读一过。又跋：伤寒、伤暑，症为对峙，西北多风寒，故伤寒重于伤暑；江南多湿热，故伤暑倍于伤寒。不过因长沙先生著伤寒甚精，后贤依傍而解者，不止百家，是以详于伤寒而略于伤暑耳。伤寒有化热，坎中阳满也。伤暑有化寒，离中阳虚也。"

（三）邹澍的治学态度与方法

邹澍治学严谨，学识精博，在他的著作中充分体现出深厚的医学理论修养，研究本草和张仲景著作使用的"属辞比事"法，也反映其渊博的学识。

1. 重视医学理论修养

邹澍重视医学理论修养，在其讨论本草时涉及的病症和理法方药就可见一斑，现简单举例说明。

（1）明邪性，系表现，而别病因

邹澍在研讨"虎骨"时，指出"湿系迟滞之气，能阻于一处为病，不能走注而痛也"，而与风之特点有异；且"风以动生，湿由动去"。据此临床判断疼痛之因为风、为湿的依据，即"凡挛急之候，摇动而痛甚者为风，痛缓者为湿"。此法就是理论联系实际的典范。

（2）辨症状，明生理，而知病位

邹澍在研讨"牡丹"时，认为牡丹"治癥坚瘀血留舍肠胃"，而如何知道"留舍肠胃"，则依据脏腑功能所在。亦即"盖在胃必妨食饮，在小肠必妨溲溺，在大肠必妨大解"，需要注意的是中医学所言小肠之功能不同于解剖之小肠的功能。"故腹中既有形兼呕血者、溺血者、下血者"，就意味着"癥坚瘀血留舍肠胃"。这种判断病位的方法，就是内在本质与外在现象相统一的思维在临床上的体现。

（3）抓主症，去芜冗，而示眼目

关于白虎汤证，后世多有"四大"之说，而邹澍与之有异。邹澍明确指出"白虎证者，脉大也，汗出也，烦渴欲饮水也，三者不兼即非是"。以此作为使用白虎汤之眼目，确可成为临床使用白虎汤之指南。

（4）见症状，知根底，而别常变

人的生命过程中，常有这样那样的不适，即使是症状较为严重，也不

一定是疾病，邹澍在书中对这类情况给予了适当的说明。如邹澍在《本经序疏要》论转筋时说："时俗之发转筋，止有两端，一者由霍乱，一者老人夜卧足间不暖；而二者之来，一系吐下后，一系无病；又一则足筋转手筋亦转，一则及足不及手，皎然可辨也。"

2. 运用属辞比事法研究本草

邹澍在《本经疏证》自序中，称"予治《伤寒论》《金匮要略》，用属辞比事法，于不合处求其义之所在，沿邨寻篑，往往于古人见解外别有会心，然每论用药，则不能稍有异同也"。其实，邹澍不仅仅使用该法研究张仲景著作，研究本草时也使用该法。

（1）"属辞比事"释义

"属辞比事"之本义，是指连属文辞，排比事例。语出《礼记·经解》："孔子曰：入其国，其教可知也。其为人也温柔敦厚，《诗》教也；疏通知远，《书》教也；广博易良，《乐》教也；絜静精微，《易》教也；恭俭庄敬，《礼》教也；属辞比事，《春秋》教也。故《诗》之失，愚；《书》之失，诬；《乐》之失，奢；《易》之失，贼；《礼》之失，烦；《春秋》之失，乱。其为人也。温柔敦厚而不愚，则深于《诗》者也。疏通知远而不诬，则深于《书》者也。广博易良而不奢，则深于《乐》者也。絜静精微而不贼，则深于《易》者也。恭俭庄敬而不烦，则深于《礼》者也。属辞比事而不乱，则深于《春秋》者也。"（王文锦译解《礼记译解（下）》）后世也泛指撰文记事。

"属辞比事"是春秋学中一个重要概念。宋以后，"属辞比事"为人们重视，并赋予了多重含义，基本可以分为写作方法与史学研究。在写作方法上，指仅列述历史事实而不表述自己意见，以此为指导来进行史书的写作；在史学研究上，指运用分析与综合的方法，通过详审《春秋》所记之事，从而探明史实以求大义的史学观念。

邹澍在其本草著作中，不仅大量罗列《神农本草经》《伤寒论》《金匮要略》《备急千金要方》《外台秘要》等书关于某一药物的论述，而且加以总结分析，提出自己的看法。因此，邹澍是借用了史学研究"属辞比事"的方法。

（2）应用"属辞比事"法研究本草和张仲景著作

邹澍认为，"大抵仲景之书词简意深，故有反覆推明病候不出方者，则令人循证以识方；有但出方不推究病源者，则令人由方以求病"（滑石）。又云："药之功能非有异，而调处之多方，制剂之各别，遂使之若有异者。故既不得舍药性论方，又不容舍方义论药矣。"于是，邹澍利用属辞比事的方法，对本草和张仲景《伤寒论》《金匮要略》中的方剂、病证、用药等进行分析比较。其"于不合处求其义之所在"（《本经疏证》邹序），从而对病证、药物、方义等达到"期于心有所得，用有所征"（《本经疏证》邹序）的目的。正是由于邹澍采用"属辞比事"的方法，使其在论述药物时不是孤立的单独论药，而"以是篇中每缘论药，竟直论方，并成论病"（《本经疏证》邹序后记），把病、方、药有机地结合起来，达到了研究病、方、药相辅相成的目的。邹澍曰："论药论方论病，各有界限。第方以一味出入，而所主迥绝，以罗列殊致，而治效略同，不从异同阐抉，于何明药之底蕴？病有丝毫变异，顿别阴阳，有寒热互陈，须娴操纵，不执两端究诘，于何识处方之化裁？以是篇中每缘论药，竟直论方，并成论病，越畔之思，固难免矣。"（《本经疏证》邹序后记）邹澍利用"属辞比事"的研究方法，总结了张仲景辨病、辨证、用药的基本规律，辨明了药物的药效、使用方法及相类似药的鉴别。

3. 博览众书，遍引诸家

邹澍治学严谨，博采众家，从书中引文可见一斑。邹澍所引文献以医学文献为主，遍及诸子、五经、字书等文献，涉及数十位医家及先贤。直接引用并提及书名的医学文献，计有《素问》《灵枢》《难经》《神农本草经》《伤寒杂病论》《名医别录》《针灸甲乙经》《雷公药对》《肘后备急方》《李当之药录》《集验方》《删繁方》《诸病源候论》《崔氏方》《古今录验》《药性论》《备急千金要方》《千金翼方》《唐本草》《外台秘要》《日华子本草》《蜀本草》《海药本草》《嘉佑补注本草》《本草图经》《证类本草》《本草衍义》《类证活人书》《圣济总录》《本事方》《外科精义》《本草纲目》《本草乘雅半偈》《本草崇原》《本草述》《外科秘要》等30余部。直接提及书名的非医学文献，计有《周易》《周礼》《春秋》《国语》《左传》《庄子》《荀子》《吕览》《山海经》《考工记》《史记》《尔雅》《贾谊新书》《淮南子》《白虎通德论》《大戴礼记》《夏小正》《礼记》《月令》《潜夫论》《说文解字》《周易参同契》《广雅》《博物志》《陆氏诗疏》《南方草木状》《释名》《尔雅疏》《后汉书》《化书》《述异记》《水经注》《齐民要术》《玉篇》《阴符经》《诗正义》《易纬通卦验》《周礼疏》《岭表录异》《物类相感志》《大宋重修广韵》《正蒙》《东坡志林》《天庆观乳泉赋》《梦溪笔谈》《附子记》《埤雅》《宋史》《元史》《庚辛玉册》《五行传》《桂海志》《广群芳谱》《夏时考》《述旧记》《格物丛话》等60余部，涉及经、史、子、集等方方面面。其引用许叔重、郑玄、王弼、张茂先、葛稚川、陶弘景、徐之才、孟诜、陈藏器、苏游、王太仆、张载、陆农师、沈括、苏长公、杨天惠、成无几、寇宗奭、滑寿、易思兰、方中行、徐忠可、缪仲淳、喻嘉言、刘若金、刘潜江、卢复、卢之颐、张志聪、张令韶、杨时泰、尤怡、柯韵伯、叶天士、程郊倩、周禹载、徐大椿、黄元御、魏念庭、曹青岩、乌季韶、蒋汉房等40多位古代哲学家、思想家、医家、博物学家等的论述。由此可见邹澍学识之丰、涉猎之博、治学之严。

总之，邹澍一生的著述很多，但是存世者仅有《本经疏证》《本经续疏》《本经序疏要》三部。《本经疏证》以《神农本草经》为主，《名医别录》《证类本草》《唐本草》《本草图经》为辅，并取《伤寒论》《金匮要略》《备急千金要方》《外台秘要》等古方加以例释，说理则多取《黄帝内经》《难经》《诸病源候论》，交互印证，逐味疏解。凡某证用某药，某药适用于某病，多以经方解释《神农本草经》的主治，以《神农本草经》所论分析古方的应用。邹澍深研经典，发明张仲景《伤寒论》《金匮要略》的方药应用，以印证《神农本草经》，这是对本草文献和张仲景著作进一步深入研究所取得的结果。

邹澍年谱

清乾隆五十五年（1790）三月二十九日己酉　出生于江苏武进。

清嘉庆十一年（1806）　生母马氏去世。

清嘉庆十七年（1812）　继母惠氏去世。

清道光元年（1821）　征召山林隐逸之士，地方一致推荐他，并向朝廷上报，他却坚决辞谢。

清道光二年（1822）　校读李识侯所著《暑症发原》。

清道光十二年（1832）秋　偶因过访，与杨穆如探讨治《神农本草经》法，讨论《本草述》。**九月至年冬**　疏证人参、黄芪、甘草、桔梗、桂枝、川芎、芍药、当归、牡丹九味药。

清道光十三年（1833）　在族中纂修家乘。

清道光十四年（1834）始至夏　疏证麦冬、生地黄、白术、黄连、黄芩、知母、麻黄、细辛、柴胡、独活、防风十一味药。

清道光十五年（1835）春　疏证紫菀、款冬花、瞿麦、冬葵子、王不留行、连翘、葶苈子、败酱草、牙子、泽漆、莞花、大黄、大戟、甘遂、芫花十五味药。**秋**，疏证附子、乌头、天雄、五味子、半夏、紫葳、射干、商陆、藜芦、蜀漆十味药。**孟冬**，疏证葛根、瓜蒌根、瓜蒌实、王瓜、天冬、防己、通草、白敛、泽泻、海藻、石韦十一味药。

清道光十六年（1836）仲春　疏证粳米、小麦、神曲、大麦、麻子、赤小豆、薏苡仁、大豆黄卷、淡豆豉、饴糖、酒、醋、葱、薤十四味药。**季秋**，疏证干姜、生姜、百合、薯蓣、橘柚、大枣、蜀椒、椒目、梅实、桃核仁、杏核仁、李根白皮十二味药。**仲冬**，疏证瓜蒂、瓜子、枳实、厚朴、柏叶实、酸枣仁、山茱萸、吴茱萸、诃梨勒、桑根白皮、檗木、干漆、栀子、梓白皮、秦皮、皂荚、巴豆十七味药。

清道光十七年（1837）孟春　疏证茯苓、猪苓、竹叶、竹筎、裈裆、石蜜、露蜂房、鼠妇、衣鱼、蜣螂、䗪虫、水蛭、䗪虫、蛴螬、蜘蛛、鳖甲、文蛤、鸡屎白、鸡子黄、鸡子白、龙骨、牡蛎二十二味药。**仲春**，疏证发髪、人中白、猪胆、猪膏、猪肤、羊肉、马通、阿胶、丹沙、云母、矾石、硝石、朴硝、芒硝、铅丹、伏龙肝、水五种二十一味药。**季春**，疏证滑石、禹余粮、紫石英、赤石脂、雄黄、石膏、凝水石、菊花、贝母、升麻、蛇床子、茵陈蒿、蒲黄、女萎、苦参、紫参、白薇、代赭石、大盐、戎盐、锻灶下灰、新绛、艾、葫蘆、苏、苇茎、旋覆花、白头翁、白前、红蓝花三十一味药。至此，《本经疏证》成书。

清道光十八年至二十年（1838—1840）　《本经续疏》成书，《本经序疏要》成书。

清道光二十二年（1842）　中秋节为杨时泰的《本草述钩元》作序。与汤用中重晤于赵于冈之约园

清道光二十四年（1844）八月十六日庚戌　卒，享年五十四岁。

清道光二十九年（1849 年）《本经疏证》刊行，《本经续疏》和《本经序疏要》附其后。

邹 澍

著作简介

邹澍所撰著作很多，除合并刊行的《本经疏证》（十二卷）、《本经续疏》（六卷）、《本经序疏要》（八卷）外，还著有《明典》（五十四卷）、《伤寒通解》（四卷）、《伤寒金匮方解》（又称《长沙方疏证》，六卷）、《医理摘抄》（四卷）、《契梡录》（四卷）、《医经书目》（八卷）、《医书叙录》（一卷）、《医经杂说》（一卷）、《沙溪草堂文集》（一卷）、《沙溪草堂杂著》（一卷）、《沙溪草堂诗集》（一卷）、《读医经笔记》（三卷）；与庄梦兰同辑《常州府忠义祠录》（五卷），惜均未刊行，目前也无辑复本。

《本经疏证》《本经续疏》《本经序疏要》，三者于清道光二十九年，以《本经疏证》之名刊行，《本经续疏》和《本经序疏要》附于书后。

一、《本经疏证》

十二卷。《本经疏证》于道光十二年（1832）着手编著，历时六年，成书于清道光十七年（1837），刊行于清道光二十九年（1849）。邹澍有感于《本草述》内容渊然无尽而苦其冗蔓，并微嫌《本草述》用力张长沙、孙真人犹少，于是取《神农本草经》《名医别录》为经，《伤寒论》《金匮要略》《备急千金要方》《外台秘要》为纬，交互参证，务疏明其所以然之故，于是有了《本经疏证》之作。

全书收药一百七十三种，分为上、中、下三品，多为张仲景所用者。卷一至卷五为上品药，共五十九种；卷六至卷九为中品药，共六十一种；卷十至卷十二为下品药，共五十三种。其中，石类药物二十五种，草类药物七十五种，木类药物二十三种，人类药物三种，兽类药物七种，禽类药物三种，虫鱼类药物十四种，果类药物六种，谷类药物十一种，菜类药物六种。

二、《本经续疏》

六卷。成书时间不详，刊行于清道光二十九年（1849）。在《本经疏证》撰成之后，邹澍之侄邹豫春，又请邹澍将常用药物进行疏证，于是有了《本经续疏》之作。

《本经续疏》，收载常用药物一百四十二味，亦分上、中、下三品。卷一至卷三为上品药，共六十七味；卷四至卷五为中品药，共五十五味；卷六为下品药，共二十味。其中，石类药物四味，草类药物七十四味，木类药物二十二味，兽类药物九味，虫类药物十一味，果类药物七味，谷类药物七味，菜类药物八味。

三、《本经序疏要》

八卷。成书于清道光二十年（1840），刊行于清道光二十九年（1849）。邹澍在研究孙思邈《千金方》与王焘《外台秘要》时，"觉与仲景书犹未相承接，遂立志究竟病名古今相沿之准，病证彼此不侔之故，而证以药物主治之由"，邹氏为方便患者"赴急抄撮以求活"，因此有了《本经序疏要》之作。

本书系邹澍感患"诸药一种虽主数病，而性理有偏著，立方或致疑混，赴急抄撮，恐不皆得研究"，所以按照"《本经》序大病之主已下一节，循其所列剖而析之，分为八十三项件，系主治药于下"（《本经序疏要》）；结合《证类本草》序例"诸病通用药"加以性味功效及病症的阐释，并附"解百药及金石等毒""服药食忌""凡药不宜入汤酒"而成。全书共分九十六项，其中前一项为序例，其后九十二项以病症为纲，下列主治该病症药物，并注明性味、功效，后有该病症名称、病因、病机、治疗等的阐释；最后三项分别为"解百药及金石等毒""服药食忌""凡药不入汤酒"。"解百药及金石等毒"与"凡药不入汤酒"，均各赘相关药物；"服药食忌"则先列药物，后赘食物。此编"笔墨省减，病名既得原委，药味遂可别择。循证求病，因病得药，从药检宜"。

《本经疏证》《本经续疏》《本经序疏要》的版本，经王全利整理后较为清晰，大致情况如下：《本经疏证》《本经续疏》《本经序疏要》最初于清道光二十九年合并刊行，常称道光二十九年本。后世也多合并刊行或者同时刊行，有反经堂本、常州长年医局校刊本（该版本流传较广，日升山房、日新山房等都曾对其印行，千顷堂书局亦曾据该版进行石印）、1937年世界书局铅印本，以上均为合并刊行。台湾地区1977年旋风出版社印行版（系翻印世界书局版本）、1980年文光图书有限公司版、1996年志远书局版均为合并刊行。大陆地区，1957年上海卫生出版社、1959年上海科学技术出版社曾据世界书局本进行翻印；2009年海南出版社刊本为合并刊行，2009年学苑出版社为三本书分别刊行，2013年、2015年中国中医药出版社为三本书分别刊行。

综上所述，由于邹澍的《本经疏证》《本经续疏》《本经序疏要》是合并刊行的，都是讨论本草的著作，并且其思想特点、写作方法以一贯之，内在逻辑性强，故而在此合并简单介绍其特点与学术价值。

邹澍"勤苦自勉，于书无所不窥……其发于诗古文词者，卓然可传"。深厚的文学功底，反映在邹澍所著的《本经疏证》《本经续疏》和《本经序疏要》中，文句优美、笔法娴熟，其行文如天马行空、逢云化雨、遇水行舟；其研讨药理一言再言、反复推演、八面延伸，对药物功用的研讨深入浅出而全面；其议论纵横披阅，笔墨酣畅淋漓，将深奥的中医理论阐述得十分透彻，读之令人回味无穷、叹为观止。其古文学功底相当深厚，对于文字常援引《六经》《五雅》《诸史》《说文》等文辞字意，于迷茫处直指根基，拨云见日，使人茅塞顿开、豁然开朗。总之，邹澍之文字形象生动，具有相当强的说服力和感染力，从而能"使药品之美毕彰，而《本经》之旨益著"。然而，文章中常有冷僻字词，这是一个遗憾。

其所撰《本经疏证》《本经续疏》，是对《神农本草经》药物研究，剖析得最深刻、最透彻的专著之一。邹澍论药，始终紧紧抓住药物所适应的病机，须臾不离论方，时刻联系病症，常常融《内经》《伤寒杂病论》和《诸病源候论》等书的精义于一炉，在发掘药物和方剂的精蕴方面多有其独到的见解。其后邹澍感患"诸药一种虽主数病，而性理有偏著，立方或致疑混，赴急抄撮，恐不皆得研究"，所以按照"《本经》序大病之主已下一节，循其所列剖而析之，分为八十三项件，系主治药于下"，然后或论病源，或析症状，或考辨方药，或详或略，款曲得意，为《本经序疏要》。

邹澍在《本经疏证》《本经续疏》中，对每一味药物的疏解，在《本经序疏要》对每一个病症的论述，几乎都是一篇说理精细的论文，对于学习中医药学、把握古人识证用药处方思路有着一定的意义。

附：邹澍疏证本草体例

邹澍文学功底深厚，行文如天马行空，逢云化雨，遇风行舟，但同时也存在文义曲折，用词冷僻的特点。为了能对邹澍著作有整体认识，更好地了解邹澍的行文方式，准确地把握邹澍的思想脉络，以下选用"人参""附子、乌头、天雄""半夏""滑石"以及"疗风通用""心烦"等条目简单分析其体例。

邹澍疏证本草体例大致有序，多是药物条下首列《神农本草经》《名医别录》内容，分别用朱墨书写，其次节《本草图经》《本草纲目》，参《唐本草》《蜀本草》《名医别录》《李当之药录》《证类本草》《本草述》《本草衍义》《本草崇源》《齐民要术》《梦溪笔谈》《山谷诗话》《周礼疏》《东坡志林》《岭表录异》《埤雅》《陆氏诗疏》《广群芳谱》等叙述其生长、习性、采摘、修治以及品质优劣；然后依据药物的生长、习性、性味、色质、形态等，研讨其阴阳五行归属及其功效；进一步以医圣张仲景《伤寒杂病论》之方证为主，结合药王孙思邈《千金方》、王焘《外台秘要》，以及《肘后备急方》《圣济总录》等方证为辅；运用《黄帝内经》《难经》《诸病源候论》之理论，详细阐释药物作用、方药异同、病证差异，重叠反复，条分缕析，指实叩虚，明辨文章涉及到的哲学理论、生理状态、病理变化、处方之机、用药之眼以及禁忌，诚包罗中医药学所有之内容，又以明释经典方药为核心，正如其在《本经疏证》序后记中所说"每缘论药，竟自论方，并成论病，越畔之思，固难免矣"，正因为如此，后人评价他"使药品之美毕彰，而《本经》之旨益著"（《本经疏证》洪序）。清代医家王孟英其曾祖父王学权十分推崇，言"邹氏之书，疏经旨以证病机，俾古圣心源，昭然若揭，不但有裨后学，足以压倒前人"。

1. 人参

首用朱笔列《神农本草经》中对人参的论述，兼用墨笔录《名医别录》中关于人参的内容；后选用《本草图经》，指出人参春多生于深山背阴近树下湿润处，并详言成长成实过程及花叶果颜色和药用部位。然后分八个方面研讨人参的功用。

人参的阴阳属性及与人体脏腑关系。首先明言"凡物之阴者，喜高燥而恶卑湿；凡物之阳者，恶明爽而喜阴翳。"因人参生山谷而"不生原隰污下"，所以体为阴，并且"偏生于树下而不喜风日"，所以为阴中之阳。继

而指出人体为阴的五脏之功用与所藏的神密切相关，而人参力厚性醇，其
"安精神、定魂魄而补五脏"之功可验。由于五脏转输变化之功用，得于后
天而精神魂魄禀于先天，而人参"色黄味甘，气凉质润，正合中土脾脏之
德"，故而能通过后天到达先天而补益之，"入脾而仓廪崇矣。次入肺而治
节行矣。次入肾而作强遂矣。次入肝而谋虑定，惊悸除，目明矣。次入心
而神明固，心开智益矣"。至此则解释了《神农本草经》人参功效之"主
补五脏，安精神，定魂魄，止惊悸"和"明目，开心，益智"。关于人参
的功效，独余《神农本草经》之"除邪气"以及《名医别录》引伸的相关
内容。

遍引张仲景方阐释"除邪气"之功效，明示"邪正相离"为表证用人
参之机。先后举茯苓四逆汤等 29 张用人参方，明示"肠胃中冷""心腹鼓
痛""胸胁逆满""霍乱""吐逆""调中""消渴""通血脉""破坚积"等里
证可用人参。同时，又指出桂枝新加汤、小柴胡汤、小柴胡诸加减汤、侯
氏黑散、泽漆汤等，辨析表证除邪气用人参之机为"邪正相离"并提示邪
正未分表现在"外有微热"。

辨相似症，引白虎加人参汤再析表证之邪正分否，并明示用白虎加人
参汤之眼目。白虎加人参汤有"时时恶风"和"背微恶寒"之表现，然
"时时恶风，则非常常恶风矣。背微恶寒，则非遍身恶寒矣。常常恶风，遍
身恶寒者，谓之表证；时时恶风，背微恶寒者，表邪已经化热，特尚未尽
耳，谓之无表证可也"。分析条文可知"白虎加人参汤之治，重在渴也"，
并进一步分析白虎加人参汤是"热邪充斥，津液消亡"。为什么不用生津止
渴之瓜蒌根而用人参？ 概因属阴之津有"外达上通"之阳性，阴中之阳的
人参同气相求入阴，能使阴中之气化为津而不化为火，这非瓜蒌根能比。

析表里寒热难分者有中气不能自立，即可用人参，以肠胃、心腹冷为
眼目。引用表里难分之桂枝人参汤和里证寒热难分之黄连汤，辅以理中汤

之加减法，说明中气虚用人参以"寒冷"为眼目。

研方证详解用人参之禁忌，举临床明示用人参有例外。先后详析白虎汤、小柴胡汤、理中丸证，论证"用人参之道，非特表邪不分者不可用，凡表证已罢，内外皆热，虚实难明者，尤不可用"。同时，又选用邹澍临证2案，说明用人参之禁忌存在例外，临证须圆活机括，灵活变通。

列张仲景方用人参之量，驳人参"少用壅滞，多用宣通"之说。详列小柴胡汤、白虎加人参汤等23方人参之剂量，分析出人参用量在整体适宜，邪盛开解药多之方用大量人参目的在驾驭功能，补剂中少用在于与它药协调。

辨呕用人参之方证，于繁杂中取其纲领。遍及半夏泻心汤、吴茱萸汤等呕用人参之方证，又析饮在膈上之小半夏汤、里热正盛而不渴之黄芩加半夏生姜汤等之呕不用人参之方证，又及附子汤、理中丸、竹叶石膏汤等证，于繁杂中得出"在上病之动者"和"在下病之静者"皆可用参，而"即吐且痢"之"上下不守，属中宫溃败"者当属例外。

析方中人参之用量，言人参合他药之功用。举乌梅丸、侯氏黑散、薯蓣丸、竹叶石膏汤、温经汤言人参与君药之比例，明示人参"入气药中，则和合而生气；入血药中，则归阴而化气；入风药中，则随所至而布气"之功。

2. 附子、乌头、天雄

首用朱笔列《神农本草经》中对附子、乌头、天雄的论述，兼用墨笔录《名医别录》中关于附子、乌头、天雄并附乌喙的内容；然后综合《附子记》和《乘雅半偈》的内容，述生长、习性、采摘之异，别品名之异及品物之优劣。指出附子、乌头、天雄者"本同而末异，其初种之母为乌头，附乌头旁生者为附子，又左右附而偶生者为𦸼子，种而独生无附，长三、四寸者为天雄。附而尖者为天锥，附而上出者为侧子，附而散生者为漏蓝子，虽皆脉络贯注，相须而不相连"。指出"附子以花白者为上，铁色者次之，青绿者为下，其形以蹲坐正节角少者为上，有节多鼠乳者次之，形不正而伤缺风皱者为下。天雄、乌头皆以丰实盈握者为胜。"然后以附子为主研讨它们的功用。

依物生之特点，析阴阳之归属，研药物之功用。依据生长之特性得出物之阴阳归属，乌头因"生育已竟"为老阴，天雄因"不能生育"为孤阳，附子因是"乌头、天雄之种"而为"含阴苞阳者"。论功用，"老阴生育已竟者，其中空，以气为用；孤阳不能生育者，其中实，以精为用。"而附子"兼备二气，内充实，外强健，且其物不假系属，以气相贯而出"。气主发散，发散者能外达腠理，故主"中风，恶风，洗洗出汗，欬逆上气"；精主敛藏，敛藏者能内入筋骨，故主"历节痛，拘挛缓急，筋骨不强，身重不能行步"，而附子则兼备二者之气，故"能兼擅二物之长，其用较二物为广矣"。上则"风寒、欬逆、上气"，中则"癥坚、积聚、血瘕"，下则"寒湿、踒躄、拘挛、膝痛不能行步"，皆能治之。并且"附子味辛烈而气雄健，又偏以气为用"，"能引火下归"，有防亡阳飞越之功，强调附子的扶阳之功。

引刘潜江论附子语，用医圣、药王方以证之。邹澍认可刘潜江的很多观点，多次大段引用刘潜江语。在论附子时引用其说，说明附子可以治疗各种真阳虚之证。并通过分析四逆汤、《千金》三黄汤、越婢汤、竹叶汤、小青龙汤、理中丸等方之加减法，阐述附子之治的风寒、水、满均由阳气虚衰所导致。

遍检《伤寒论》用附子方，研讨附子生炮功用之别。邹澍统计："《伤寒论》用附子之方凡二十，可加入之方二。"其中，用生附子者 6 方，经分析研究认为，生附子有"开导解散"之功，适用于外兼表证者。

研讨张仲景用附子之法，辨识伤寒使用附子之机。通过对张仲景用附子方的归纳剖析，指出：①无表证而烦躁，必用附子；②下后阴盛，不论上冲、下泄，皆用附子；③汗后恶风、恶寒不罢，须用附子；④阳伤邪尽入里，用附子；⑤阴气盛而阳自困，阴湿盛而困阳，均用附子伸阳，用表药布阳；⑥阳衰阴逆，用附子振阳。总之，伤寒用附子之机，在于"汗后、下后用附子证，其机在于恶寒否，则无表证而烦躁，未经汗下用附子证，其机在于脉沉微"。

举张仲景方而析之，明不用附子之机。举干姜附子汤、肾气丸等证，探讨呕、吐、干呕的区别，以及虚实和有无火，得出"呕系实而有火"不用附子，"呕而渴者益不用附子"的结论。

关于痹证用附子方的讨论。邹澍先从痹的病因开始阐述，继而讨论痹的症状，继之讨论了痹证用附子方用附子的剂量和临床表现，说明了痹在胸腹的症状差异，并且解释了用药后"其人如冒状"的机制，使我们对痹证的理法方药有了较深的理解。

用附子方的制方之差异。由痹证用方，继而气血，继而便血，继而药物剂量，又引出用附子方的制方之变化，分别是：①"制方之最奇者，无如附子泻心汤"；②"方相似，所治之病极不相似者，无如薏苡附子散、薏苡附子败酱散"；③"表里之错杂者，无如竹叶汤"；④"用附子之方极平正通达者，惟肾气丸、附子粳米汤"。

精研张仲景之用方，剖析附子、乌头、天雄之差异。通过对张仲景之天雄散及天雄之特性之分析，得出"附子、天雄主治略同之处，凡欲其走者以附子为佳，欲其守者以天雄为善"；通过对乌头赤石脂丸、大乌头煎、乌头汤、抵当乌头桂枝汤、赤丸以及乌头、附子主治之分析，得出乌头"止及气分"而附子"兼入血"，乌头为治"阳痹阴逆之要剂"。

3. 半夏

首用朱笔列《神农本草经》中对半夏的论述，兼用墨笔录《名医别录》

中关于半夏的内容；然后引用《本草图经》的内容，述生长、采摘之要，以及药品之优劣。

依据季节气味，研判阴阳功用。根据"半夏味辛气平，体滑性燥"，辛可开结，平可止逆，滑可入阴，燥可助阳；并且半夏二月生苗，八月采实，是"生于阳长之会，成于阴生之交"，故其功效"能使人身正气自阳入阴，能不使人身邪气自阳入阴"；继而引用《内经》半夏汤及《伤寒论》相关内容说明之，进而说明了伤寒寒热、心下坚、咳逆、喉咽肿痛、肠鸣、汗出等，均可由阴阳不相交通而导致，半夏悉能治之；并且除汗出外，分别罗列张仲景方以对应之。

交错反复，层层剖析，明辨半夏止呕之机。邹澍通过对比下气止呕的橘柚、吴茱萸，下气不止呕的旋复花、杏仁；对比具有下气不止呕和止呕又下气作用且含有半夏的处方，指出半夏善治水气相激导致的气逆而呕。又对比了主上气的菖蒲、五味子、射干等药，得出半夏有不使气自中焦上逆的特点。再进一步通过小青龙汤、小柴胡汤加减法，温经汤、小半夏汤以及猪苓汤、五苓散等方证，进一步明确半夏为治气水相激之呕之专剂，有渴者不宜用之。

析张仲景大小方之名，别大小半夏汤之异。邹澍罗列有大小之别的青龙、柴胡、陷胸、承气、建中、半夏汤分析之，指出"青龙兴云致雨者也，陷胸摧坚搜伏者也，承气以阴配阳者也，建中砥柱流俗者也。是四方者以功命名，则当大任者为大，当小任者为小"；而柴胡、半夏以药命名，柴胡主疏、半夏主和，以功之大小命名，并详释大小半夏汤以治胃有无权为大小之分界。

同为姜、夏为方，辨析相辅相成之功。邹澍详细分析了姜、夏二味组成的小半夏汤、半夏干姜散和生姜半夏汤剂量、功效和用法；指出"姜、夏同以味辛为用，姜之性主于横散，夏之性主于降逆"。并且临床上需注意姜之生干之别，治实则"佐以走而不守之生姜"，治虚则"佐以守而不走之干姜"。

以方论症，析半夏治喉痛、眩、肠鸣之因机。通过分析苦酒汤、半夏散及汤、射干麻黄汤、麦门冬汤、半夏厚朴汤，明确"半夏所治之喉痛，必有痰有气阻于其间，呼吸食饮有所格阂"；通过小半夏加茯苓汤、五苓散，明确半夏善治水在膈间而致之眩；通过三泻心汤可判"肠鸣而不下利者，非半夏所宜"；通过小半夏汤之变方，辨明小半夏汤系"治中宫气水相忤，欲逆于上之剂"。

由痞、结胸用不用半夏，辨用半夏之机。通过三泻心汤和旋复花代赭石汤，而知半夏是"阴邪窃踞阳位之要剂"；再联系大黄黄连泻心汤、附子泻心汤以及小陷胸汤之治，明确用半夏之机为"阴邪踞于阳位，阳位之邪，无论其自外而入，自内而合"。

再论呕逆痞痛，反复研讨半夏之用。讨论胸痹、呕吐、上气、心痛，列旋复花代赭石汤与大黄黄连泻心汤，黄连汤、大半夏汤与干姜黄连黄芩人参汤，竹叶石膏汤、麦门冬汤与葶苈大枣泻肺汤，瓜蒌薤白半夏汤与乌头赤石脂丸，讨论半夏之用与不用，辨识半夏之妙"合乎温燥队中，见烦则不用，见渴则不用，合于清润队中，偏为烦与渴之良剂"。

4. 滑石

首用朱笔列《神农本草经》中对滑石的论述，兼用墨笔录《名医别录》中滑石的相关内容。

研讨滑石之物用，推测滑石体内之功。根据滑石有清除布帛等油污的作用，推测其在人体有通六腑九窍津液之功。因清除布帛油污需借熨斗之热，故滑石通六腑津液需借助热，使邪气与热从小便而去。女子乳为冲脉所主而通于阳明，故乳难为阳明之病，可用滑石治之。

精于小学、攻于文字，于"荡""涤"中，明滑石、巴豆、大黄之别。

邹澍比较了《神农本草经》中用"荡"字的滑石、巴豆、大黄，引用《释名·释言语》释荡为"盪也，排荡去垢秽也"，《文选·西京赋》薛注为"动也"，《左传·僖公三年》贾注为"摇也"，《汉书·丙吉传》注为"放也"，《后汉书·冯衍传》注为"散也"。按语气轻重，巴豆用荡练，大黄用荡涤，当为排荡之意；而滑石用荡，即动摇放散也。"荡练者能遍五脏六腑，荡涤者犹及肠胃，徒荡则仅去胃中积聚寒热耳。且开通闭塞（巴豆），推陈致新（大黄），皆实有物堵于其间。"滑石"去有气无形者，而命之曰荡"。可谓其思越精越深，于纤细中见差异。

用五行之属性，释滑石之功用。邹澍依据滑石"其初出时柔软如泥，久渐坚强成石"之性，认为这是以土（柔软）化金（坚结），故主肃降，于土中行肃降即"利小便"也。金性凝重，必得火才能流动，滑石"其初出时柔软如泥"，正是得地中之暖气，在人体则借积聚寒热所化之热，而变柔而下流，故主"身热泄澼"。色白为金，味甘为土，气寒而降，正"土随金降"，正是《素问·阴阳应象大论》所言"味归形，形归气，气归精"，故"益精气"。乳汁色白味甘，化于血而性寒，恰如滑石之性色味也，故主"女子乳难"。

研张仲景之用滑石方，揭滑石治身热、泄澼之机。邹澍先后讨论了猪苓汤、风引汤、蒲灰散、滑石白鱼汤、百合滑石散等，辨明滑石治身热的原理，是身热可以使滑石发挥作用而热从小便出，滑石之治泄澼，使水气由小便出，不入大肠而泄澼止。

5. 疗风通用

列举《神农本草经》《名医别录》《药性论》《蜀本草》《海药本草》《药对》《日华子本草》《证类本草》《唐本草》中药物，以及对药物功用的相关论述，计59条。

首论人病风的三种情况，分别为"有感而即发者；有既入人身，盘旋气血间，久乃成病者；有人身阳气自应风化为患者"。而后，重点论述"人身阳气自应风化为患"，指出"是故风者，阳气之变眚也"；根据人体阳气的"在上则欲其与阴化而下归，在下则欲其化阴而上出"的运动特点，说明人身阳气为什么会自应风化，结合所列药物之特点，指出"用阴和阳"为治疗"阳自化风"的根本。

6. 心烦

列举《神农本草经》《名医别录》《日华子》《蜀本草》《唐本草》《药对》《药性论》中药物，以及对药物功用的相关论述，计32条。

首先遍寻古籍，详释文字。研讨《礼记·乐记》《周官·司隶》《广雅·释诂》《考工记·弓人》《淮南子·俶真训》《大戴礼记·少闲》等名家，对"烦"字之注释，结合方书，溯烦之源为热，指出"随所在即所据而利而导之，慰而安之"的治烦之则，并详列药物之不同。炽盛者折之，有石膏、楝实、寒水石、蓝汁；冲逆者抑之，有杏仁、栀子、竹沥、尿、乌梅、蒺藜；相持者解之，有贝母、李根皮、豉；壅遏者通之，有通草、滑石、茯苓、王不留行；疲罢者和之，有甘草、稟米；焦涸者滋之，有知母、鸡子、酸枣仁、玉屑；顽劣者化之，有牛黄、败酱；散漫者收之，有龙齿。这些灵活的临床应用经验诚为《黄帝内经》"因势利导"治则的绝妙注释。

引用经文说明"烦乃从阴出阳之候"。邹澍认为"烦非重病"，而烦兼躁为"自阳入阴，乃为重病"，引用经文以证之；还引用《淮南子·主术训》《淮南子·原道训》《广雅·释诂》《论语·季氏》《荀子·富国》《周书·谥法》等训"躁"，辨析"烦"与"躁"，为"是烦为心动，躁为体动，心动犹是阳不容阴，体动则是阴不容阳，故且烦且躁者虽系死征，犹有可救，若仅躁不烦，则阳亦无以自容"；所以"烦亦不尽由心，然必病应于心乃烦；躁固不由于体，然必病应于体乃躁"，故"躁之义，更有如物既燥，乃动而飞扬者（《释名》），则系阳不浃阴，阴不入阳，阳燥而欲飞动，阴非特不能使之摄纳，且将进而逐之矣"。

邹澍

学术思想

一、学术渊源 🦤

邹澍家境贫寒，无力延师学习，从小刻苦好学，寒暑不辍，他生平以治学自娱，博览群书，学识渊博，通晓天文、推步、地理、形势，诗和古文也卓然成家，尤其精通医药。

邹澍在自学医药过程中，常常与友人研讨交流，如汤用中、杨时泰、曹禾、余敏求、魏培之、李识侯等人。其研读医书较为重视汉唐著作，对《伤寒论》《金匮要略》和《神农本草经》尤为推崇；对于明清时期医家，尤为钦佩刘潜江、卢复与卢子繇父子。认为"潜江及卢氏父子，皆于此中实有所得，诚可谓好学深思，心知其意者，故不敢避窜乱古书之妄云"（《本经疏证》）。因此，邹澍大量引用刘潜江《本草述》及卢复、卢子繇父子《本草乘雅半偈》之言。

考察邹澍研究本草之思想，可以体会到其娴熟运用我国古代文化和思维方式，其著作是承袭前贤医学研究方式的具体体现。

二、学术特色 🦤

（一）研究本草、医学的基本逻辑

湖北省荆门市郭店一号楚墓，为战国中晚期古墓。墓中出土的《太一生水》是首次发现的先秦时期有关宇宙生成的重要文献。其中有如下文字记载：

"太一生水。水反辅太一，是以成天。天反辅太一，是以成地。天地复相辅也，是以成神明。神明复相辅也，是以成阴阳。阴阳复相辅也，是以成四时。四时复相辅也，是以成寒热。寒热复相辅也，是以成湿燥。湿燥复相辅也，成岁而止。

故岁者，湿燥之所生也。湿燥者，寒热之所生也。寒热者，四时之所生也。四时者，阴阳之所生也。阴阳者，神明之所生也。神明者，天地之所生也。天地者，太一之所生也。是故，太一藏于水，行于时。周而或始，以己为万物母。一缺一盈，以己为万物经。此天之所不能杀。地之所不能埋。阴阳之所不能成。君子知此之谓道也。"

注：□中字为后世补入。

由这段文字可见很早之前我们的先人就在探索世界从哪里来！事实上，人们对于事物本源的追求是永恒主题，全世界都一样。但是，由于人们对世界认识能力的局限，最早对世界的探索多是描述性的，进而是解释性的，然后由表及里，由浅入深，由现象到本质，直到科学技术高度发达的今天，对事物本源的认识才进入到真正揭示本质的阶段。

我们的祖先认为，世界是和谐统一的，是自洽的，因为世界万物的来源是分化而来的。《老子·四十二章》曰："道生一，一生二，二生三，三生万物。万物负阴而抱阳，冲气以为和。"在文献中，古人对于世界景象的描述，却远比对世界生成来源的描述要丰富得多。因此，我们先人的主流思想并不关注万物如何生成，而是更关注世界是什么样子的？更关注这样的世界现象与现象之间有什么样的关系？正如《史记·天官书》中太史公所总结的"自初生民以来，世主曷尝不历日月星辰？及至五家、三代，绍而明之，内冠带，外夷狄，分中国为十有二州，仰则观象于天，俯则法类于地。天则有日月，地则有阴阳。天有五星，地有五行。天则有列宿，地则有州域。三光者，阴阳之精，气本在地，而圣人统理之"。

在中医药学发展历史中，特别是中药学的发展历史，较好地诠释了这一规律。最早的中药学专著《神农本草经》，大多是对药物作用的描述。如黄芪"主痈疽，久败疮，排脓止痛，大风，癞疾，五痔，鼠瘘，补虚，小儿百病"；射干"主欬逆上气，喉痹，咽痛，不得消息，散结气，腹中邪逆，食饮大热"。可见还都是处在经验的收集阶段，这在医圣张仲景的《伤寒杂病论》中也可见一斑。论中少有理论解释性原文，大多是症状描述性条文。但是，人们对事物本源的追求是永无止息的，一旦经验的积累达到一定的程度，或者技术手段到达一定的高度，必然会出现探究事物本源的冲动；在中医药学中就表现为在唐宋后逐步形成了理法方药的结合，出现了医学的百家争鸣——金元门户之分；到明清则流派迭出，其中探讨研究药物为什么起效的医家辈出，如李时珍、卢之颐、张志聪、汪昂、徐大椿、黄宫绣、刘若金、邹澍等人，而邹澍为其佼佼者。在没有显微镜、CT、MRI、生化检查仪器等现代化检测手段的古代，探究药物的功效机制，除了用药后出现的明显而有限的机体表现之外，通过研究药物的生长环境、季节习性、色味形态、形状修治探讨药物的功效也就成为必然。中医药学至今用之临床仍然卓有成效，成为我国医疗体系重要的组成部分。因此，这一必然也存在着内在的科学逻辑。诚然，由于时代的局限，古人的思维逻辑还是相当粗糙的，总结其思维逻辑有四：

一是由"有诸内必形诸外"衍生的"有诸外则多有其内"。"有诸内必形诸外"最早见于《孟子·告子下》，反映我们先人的一个思维起点。虽然，孟子的本意与现在中医学所指不同，但是其本质都是强调事物的内在本质（包括内在结构）与外在表现是统一的。如果我们把具体的结构认作本质的话，那么表现出来的功能就是现象。实际上就是强调事物结构与功能的一致性。有什么样的结构就有什么样的功能，这也是现代科学研究常用的认识方法。这一观点，从本质上讲无疑是正确的。所以，理论上讲

"有诸外也必然有其内"。在现实中，本质有着不同的层次，表现在外的现象也千差万别，它们之间并不是简单的一一对应关系，表现在中医药学中，推测药物作用有"诸花皆升，旋复独降""诸子皆降，蔓荆独升"等说。所以，由"有诸内必形诸外"这一观点，衍生出的是"有诸外则多有其内"。

二是事物有其发生环境的烙印。事物是分化而来的，也是自然和历史的产物，所以事物的发生发展环境必然影响到事物的特性。比如植物生长的季节、生长环境等，都会影响到植物的性质，故有"凡物之阴者，喜高燥而恶卑湿；凡物之阳者，恶明爽而喜阴翳"之说。也就是事物表现出来的特性，有着其发生环境的烙印。

三是归属阴阳五行八卦之中的药物，可能具有同一类别特性中的其他特性。阴阳五行八卦，是先贤对世界万事万物特性的高度抽象和归纳，是认识世界的范式；可以运用阴阳五行八卦（特别是阴阳五行）提示药物可能的功效，阴阳五行八卦是推导药物功效的理论基础。如可以推研植物的性味形色之禀成、生长习性之影响，将该物纳入阴阳五行之框架，进而推导其作用功效。也就是说当我们根据事物表现出来的特征归纳、分辨出事物的阴阳五行八卦归属后，就可以大致推导出其未知的属性，这是重要的由已知到未知的方法。

四是同气相求。"同气相求"，最早见于《周易·乾文言》所云："同声相应，同气相求。水流湿，火就燥……本乎天者亲上，本乎地者亲下。则各从其类也。"亦即，相同或相类似特点的事物之间，具有自然的亲和力；相同或者相类的性质和表现的事物，大多具有本质上的一致性。推而广之，"同气"的事物，可能是在颜色、性质、部位等方面"相求"。在医学领域，具备如此属性的药物进入人体，最有可能影响人体具有相同或者相类似本质的部位或（和）功能，从而对这些部位或（和）这些功能产生影响，起到治疗作用。

以上四种逻辑有着密切的关系，逻辑一、二是基础，逻辑三、四是具体应用发挥。事实上，这四种逻辑有其合理之处，也有着明显的不足。这四种逻辑推导所描述的，均不是一一对应的关系。其推导出的结论有着相当的或然性，所以运用这四种逻辑推导出功效的最终确定，还需通过实践来验证。

中医学理论，主要是以临床实践为基础、为依据提炼和总结而成；是通过长期的药物、针灸、按摩等医疗经验不断补充和完善形成的。比如《神农本草经》记载的麦冬"主心腹结气，伤中，伤饱，胃络血绝，羸瘦，短气"，简要地阐述了病因病机和主治病症；张仲景之《伤寒杂病论》，也是根据临床诊疗实践，建构了外感热病、内伤杂病的辨证论治体系，其内容也具有提纲挈领、简明扼要的特点。如《伤寒论》第 12 条："太阳中风，阳浮而阴弱。阳浮者，热自发；阴弱者，汗自出"；再如"作甘草干姜汤与之，以复其阳。""血弱气尽，腠理开，邪气因入，与正气相搏，结于胁下，正邪分争，往来寒热，休作有时，默默不欲饮食。藏府相连，其痛必下，邪高痛下，故使呕也。小柴胡汤主之。""伤寒腹满谵语，寸口脉浮而紧，此肝乘脾也。"（等少量解释性条文），其他如"亡阳""热入血室"等名词术语，在《伤寒杂病论》中视作对症状的总结描述或者病机分析也未尝可。至后世尊古之风兴起，后人对古代先贤文字的强行解释，反而导致很多缺陷和遗憾！

（二）学术思想特点

1. 推研物生之性情，穷尽药用之功效

《神农本草经》《名医别录》，仅言治某病，未言其机。后世医家试言之，而邹澍博采旁引，辨言之、深析之，而有得焉。

《神农本草经》包罗草、木、虫、兽、禽、石等身边诸物，唯以"草木"多而名之曰"本草"。分而言之，药物可分为二大类和四小类。二大

类，即自然界之生物和非生物。四小类，为生物为动物，如水蛭、蜣螂、白颈蚯蚓之类；植物，如当归、麻黄、栀子、附子、红花、海藻之类；非生物为自然所出之物，如石膏、代赭石、滑石、丹沙、矾、盐之类；生物所出之物，如猪胆、阿胶、琥珀、龙骨之类。此外，还可将药物分为深加工、简单加工和不加工使用等三类。凡物均有所生、所长、所成，故物之性味功能，必然有着其生长环境的烙印，故而可以推研物生之性情，可以推测药物的功效。

邹澍认为，"凡物功能固莫不由形色性味而发"（薯蓣）。其在"丹沙"条中引用徐洄溪之说，言"药之用，或取其气，或取其味，或取其色，或取其形，或取其质，或取其性情，或取其所生之时，或取其所成之地"。事实上，邹澍在讨论药物功能时，不仅仅依据形、色、性、味，还广泛研讨了药物的生长时令、环境，以及药物对环境的影响。其依据的原理大致有以下几条：

（1）阴阳属性

中医学认为，人体的阴阳协调被破坏就会发生疾病，或者人体疾病的表现就是人体阴阳不相协调。所以，中医学就有了"用药取其禀赋之偏，以救人阴阳之偏胜也"（丹沙）。因此，"药物之性，无有不偏者"（丹沙）。

世界是个有机的统一体，总体来讲是阴阳协调的；对于每一个相对封闭的小环境而言，也是阴阳协调的。如邹澍所言，"大凡物之生必阴阳相抱"（茯苓、茯神）；依据"有其内必形诸外"的原理，药物的阴阳属性一定有其外在表现。因此，我们可以通过研究药物的生长、生存环境的阴阳，可以通过研究药物的性味形色，来推测药物的阴阳属性，进而推研其功效。

①按生长环境确定药物的阴阳属性

生长环境如时令、地域、气候等，都会对药物的阴阳属性产生重要影响。一般而言，环境的阴阳是与药物的阴阳相协调的；当然也存在例外，所以阴阳属性的确定，最终需要临床实践来验证并确定。

如邹澍在疏证"人参"时云："凡物之阴者，喜高燥而恶卑湿；凡物之阳者，恶明爽而喜阴翳。"就是说，属阴的生物，喜欢生长在高处干燥之地而厌恶低矮潮湿的环境；属阳的生物，则喜欢生长在潮湿阴暗之处而厌恶明亮干爽的环境。这一特点不仅仅是阴阳，就是属阴和属阳的寒热、燥湿也是如此。如"盖凡阴阳相协，乃成生气，故物性之热者，多生于沍寒；其性寒者，多生于暄暖"（半夏）。就是说局部之中阴阳是协调的，环境中阳热重则生物性阴寒，环境中阴寒重则生物性温热，从而达到总体的阴阳协调。再如，"物之燥者，不恶湿，为恃其气足以御之也；物之湿者，不畏热，为假其气足以助之也"（干姜）；"凡物生湿地者多燥"（牙子），就是说燥湿也具有同样的特点。具体到药物，如人参"不生原隰污下而生山谷"，可以推其体为阴；并且"偏生于树下而不喜风日"，这又是属阳的特征，故人参"为阴中之阳"。

如不同的四时（季节阴阳），会影响到药物的阴阳属性。如邹澍在研讨"芍药"时曰："芍药十月生芽，三月放花"，因农历十月已经进入阴中之阴，但芍药于此月生芽，故而为"其体阴"而"其用阳"；所以"破阴寒凝沍而出，乘阳气全盛而荣，故能破阴凝布阳和。盖阴气结则阳不能入，阴结破则阳气布焉，是布阳和之功，又因破阴凝而成也"。就是根据芍药的生长季节，推导出芍药的阴阳属性及其具有"破阴结"的作用。

②按药物的色味性状确定药物的阴阳属性

中国哲学认为"有诸内必形诸外"。建立在这一思想之上的方法是"司外揣内"。在中医药学中，常可以通过研究药物的外在色味性状，来确定药物的阴阳属性。

如邹澍在研讨"秦皮"的阴阳功效时曰："凡草木禀地力偏厚，锐欲接于天，则乔耸而瘦；禀天气偏厚，频资溉于地，则圆短而大。"指出草木外形的阴阳属性，即禀天气多的草木形圆短而大，禀地气多的形乔耸而瘦。而按照《素问·阴阳应象大论》之"积阳为天，积阴为地"的观点，可以将其区分阴阳。依据《素问·阴阳应象大论》中"阳为气，阴为味""气味，辛甘发散为阳，酸苦涌泄为阴"的定性论断，可知"气之寒者凉者，从阳入阴；味之辛者甘者，从阴入阳。色之青者赤者，不能不上行；臭之腥者臊者，不能不下降"。所以"秦皮者，高耸而小，味苦气寒，色青以碧，为禀阴气厚而行于阳"。从而，确定了秦皮的阴阳属性。

能够通过外在色味性状，确定阴阳属性的不仅仅是植物，动物也可以。如在研讨"鳖甲"时，邹澍说："肉者，柔也，阴也。甲者，刚也，阳也。以肉裹甲，此其形为柔中有刚，阴中有阳。"就是说，阳刚阴柔，有阴柔的肉包裹刚硬的甲的鳖甲为"阴中有阳"。

不仅仅是动物，邹澍也通过外在色味性状，确定非生命类药物的阴阳属性。如在讨论"丹沙"时曰："丹沙则取其质与气与色为用者也。质之刚是阳，内舍汞则阴；气之寒是阴，色纯赤则阳。故其义为阳抱阴，阴承阳。"就是说丹沙的质地是刚强的属阳，内部又含有属阴的汞（可以提取出汞）。其气是寒性的属阴，而颜色又是纯赤的属阳，所以丹沙的属性为外阳内阴，阴阳相接续。这就是通过丹沙质地气色，来判断丹沙的阴阳属性。

（2）五行属性

事物的生长、变化是离不开其环境的。因此，在中医药学中，药物也必然带有环境的烙印。阴阳属性问题已在上节讨论，本节讨论五行属性。

运用阴阳研究世界属于两分法，其得之于简而失之于约，所以针对具体事物的指导作用较好，但是可操作性较差；而五行则是对世界的五分法，其介于约与博之间，既有较好的概括性，又有较好的可操作性。在邹澍著作中，分析药物的五行属性和应用五行推研药物作用的例子比比皆是。

①依据"生长时令"推定药物五行属性

五行学说，将季节分属五行，春为木，夏为火，长夏为土，秋为金，冬为水。药物生长于不同季节的特性，蕴含着不同的五行属性，所以可以根据药物生长时间推测其五行属性。正如邹澍在疏证"干姜 生姜"时所言："盖四时递嬗，六气流迁，百物生长收藏其间；拈一物而谛审之，似若气依物为转旋；究其实理，则何物非因气触动也耶！姜以中夏发生，是感火气以动矣，故其性温；乃旋交湿令，而姜枝叶长茂，根株横溢，是感土气以昌盛矣，故其色黄。于是金经一气以培以充，迨交燥令，而气乃全，用乃具，故其味辛。统而计之，则火者其禀，土者其体，金者其用，贯而属之，则具火性于土中，宣土用于金内，姜之能事尽矣。"这段关于姜的论述，正是把姜的生长时节、性味、五行、功用贯穿在一起。

再如，对"薤"的分析，依据薤的生长时节特点："薤八月栽根，正月分莳……二月开细花紫白色，根如小蒜……五月叶青则掘之，否则肉不满也。"八月属金，正月、二月属木，五月属火，所以有"薤之为物，胎息于金，发生于木，长成于火，是以其功用能于金中宣发木火之气。"论中依据药物生长季节分析了药物的五行属性及其作用。然而凡植物均有生长之时节，邹澍却并没有运用这一方法分析所有的植物药，这也正显示出药物五行归属之或然性、作用功效之复杂性。

②依据"色味"推定药物五行属性

自五行系统联系确定之后，先民就反复尝试运用事物的外在表现判断事物的五行属性，与其说我们牢记"有其内必形诸外"，不如说先人更愿意运用"形诸外则有其内"的"司外揣内"的思维方法。这在邹澍的书中有着充分的表现，如在讨论"百合"时说："夫百合之根味甘色白，是土金合德也。"就是依据甘味属土、白色为金得出土金合德的结论。又如在讨论"梅实"时，邹澍说："梅实生青，半熟红，全熟黄；腌之则白，蒸之则黑，能具五色之全；而青时酸，红时甘酸，黄时甘多于酸，白者咸苦，黑者苦酸，五味又具其四；其所以用乌梅者，岂不以能从肝而媚心肾乎！夫黑而酸，水生木也，酸缘蒸熟而变苦，木生火也。"由此，邹澍对于五色、五味、五行的分析认识可见一斑。

③依据"形质"推定药物的五行属性

物体表现在外的形质，反映出事物内部所特有的本质。所以，可以通过事物外在的形质，推定药物的五行属性。比如，在讨论"蒺藜子"时，邹澍曰："蒺藜子锋颖四出，坚锐铦利，谓非象金不可。"在讨论"紫石英"时曰："夫石土之刚，金之未成者也……而无论大小，咸具五棱，明澈晶莹，两端皆锐如箭镞，则其为自中土而上至肺金，下抵肾水矣。"由此可见其对药物形质五行的认识。

④依据"数"推定药物的五行属性

在对五行的推定中，较为特殊的是运用"数"来推定五行。中国古代哲学非常重视"数"的理论，认为天下皆数，并且数有五行之分，也有生数、成数之别。有"天一生水，地六成之；地二生火，天七成之；天三生木，地八成之；地四生金，天九成之；天五生土，地十成之"之说。是故，可以运用"数"推断药物的五性属性。如邹澍论"紫石英"时说："五，土数也。明澈晶莹，水光也，石也，而无论大小，咸具五棱，明澈晶莹，两端皆锐如箭镞，则其为自中土而上至肺金，下抵肾水矣。"再如，讨论"射干"时说："射干紫花六出，上界白文，恰似水火相结于金之界域。"即以紫为火、六为水、白色属金而定。但是，对于这一神秘的"河图洛书生成之数"，我们没有确定的证据证明之或者否定之，姑且存之。

（3）药物的升降浮沉出入

事物的生长、变化，是一个由小到大，然后到老的过程。这一过程，表现为事物内部的升降浮沉运动，以及和外环境之间的出入运动。因此，药物对人体的作用，必然会影响到物质在人体内的升降浮沉，和人体与外环境之间的出入。而药物的升降浮沉出入之性的形成，离不开药物的形成环境和过程。

①依据"药用部位"推定药物的升降浮沉出入

药物，特别是植物，由于其生长部位的不同，在生命的过程中肩负着不同功能。古人充分地认识到这一点，如邹澍"泽泻"条中引用张隐庵语："凡水草、石草皆属肾，其性主升。盖天气下降，地水之气上升，自然之理也。凡物之本乎上者性升，本乎下者性降。"又言："草木根荄之在下者，性欲上行；花实之在上者，性复下降。此物理之自然也。"（芫花）"草木之根荄，其性上行；实则性复下降。"（瓜蒌根）邹澍对这些观点有所发挥。如在"柏实"中说："盖凡花者，木之精神，昌沛发荣于外者也。实者，气之凝结，韫藏于内者也。"在"芫花"中说："夫开花成实者，收藏之气也。生枝发叶者，生长之气也。"在"营实"中说："曰实主归藏，则收功于内；根主发散，则收功于外而已。"

但在现实中，植物药材的根和实使用量很大，其作用并不尽然。于是，邹澍又对其进行深入探讨。在讨论"杜若、豆蔻、肉豆蔻、白豆蔻"时，邹澍曰："根者本发，实者本降，故根之功用日泯，实之功用日著，始自人情之趋向，遂感骚客之雅怀……至根实之异，以云乎味，则辛者在根为升，在实为通；苦者在根为发，在实为降；甘者在根为缓中，在实为横散。以云乎气，则温者在根为煦，在实为疏。"便是将性味和植物药用部位结合起来，进行的多样化分析。而对于根之异型者，又根据其形进行分析。如在"檗木"中说："凡草木之根成球结块者，其气必向下，纵苦寒而不泄。"此言根虽主升，但"成球结块"则有封藏之趋势。

对于植物之皮、节，邹澍认为，"凡木之皮主抽吮津液以上行"（秦皮），故"凡有节之物，能不为津液隔阂者，于津液之隔阂而生患害，尤能使之通行"（苇茎），则是根据植物部位在生命过程中所起之作用的延续。

②依据生长时令推定药物的升降浮沉出入

由于药物生长时令的不同，药材具有了不同时令的偏颇特性。如邹澍讨论"白芥"时说："味之辛得于秋尽，气之温得于夏初，是辛感于水而生，温孕于寒而育，温不能离辛，辛不能离温，则辛温之用皆萃于水矣。辛者所以通，温者所以发。"再如在讨论"枸杞"时说："暑度愈西，收肃愈甚，枸杞为物，叶岁三发，木气最畅，乃当收肃之候，且花且实，此之谓以金成木……以金成木，是于秘密中行生发。"即是通过生长时令，推定药物之升降浮沉的。

③依据色味性质推定药物的升降浮沉出入

药物的生长过程以及色味形质，反映出药物的五行属性以及气机特点。如邹澍在讨论"覆盆子"时曰："若子之媾金体（质状似金）木用（得气是木），以归火；火金复相镕炼，自必下流；且其下流正为来年生发之基，能不谓降中有升耶！"就是根据覆盆子形质确定出五行属性，然后导出其有下行之性，并依据阴阳互根得出其有"降中有升"的特点。

④依据采撷时机推定药物的升降浮沉出入

植物的不同部位，在不同生长时期，有其不同的浮沉之性。故可以选择不同的采撷时机，以达到所需药用功效。如邹澍在讨论"高良姜、红豆蔻"时曰："凡味辛气温芳香之物类，取其阴中通阳而用其根，则有取于从土外达。凡根采掇于花实后者类，取其收藏；采掇于花实前者类，取其散发；若采掇于临花发时，则一取其去病之速，一取其去骤来之病也。"

（4）生物的不同习性表现和不同部位影响着其特性

①生物的不同习性显示出生物自身的特性

其一，生物的不同习性显示出生物自身的特性。生物和自然界是和谐统一的，在阴阳上可以明显地表现出来。环境中阳重则生物表现出性阴，环境中阴重则生物显现出性阳，从而达到总体的阴阳协调。如邹澍曰："凡物之阴者，喜高燥而恶卑湿；凡物之阳者，恶明爽而喜阴翳。"（人参）"盖凡阴阳相协，乃成生气，故物性之热者，多生于沍寒；其性寒者，多生于暄暖。"（半夏）就是说在某个局部中，阴阳是协调的。再如，"物之燥者，不恶湿，为恃其气足以御之也；物之湿者，不畏热，为假其气足以助之也。"（干姜）"凡物生湿地者多燥。"（牙子）就是说分属阳的燥和属阴的湿，也具有同样的特点。

其二，生物的生存环境显示出生物自身的特性。陆地之物特性大体同前述，而水生之物则有其不同之处。邹澍引用张隐庵语："凡水草、石草皆属肾，其性主升。盖天气下降，地水之气上升，自然之理也。凡物之本乎上者性升，本乎下者性降。"（泽泻）在论述"莕茎"时说："大率生水中者多与水为事，其根能启水精上滋，治消渴客热，则其茎必系导痰热下流而治肺痈矣。"就是运用这一观点对药物作用进行的解释。

②生物的外在表现显示出生物自身的特性

其一，生物的禀赋差异可以通过其外在表现进行判断。在讨论"秦皮"时，邹澍曰："凡草木禀地力偏厚，锐欲接于天，则乔耸而瘦；禀天气偏厚，频资溉于地，则圆短而大；禀天地之气俱厚，则高大；禀天地之气俱薄，则丛生。凡物气禀乎天，味禀乎地，色与香则虽出于物，亦不能不囿于气味，故香丽于气，色丽于味。其入于人身，则得于天者行阳，得于地者行阴，所谓从其类也。"就是说木禀地力厚而形尖耸消瘦，禀天气厚则形圆短而大；外形高大则是天地之气俱厚，丛生则为天地之气俱薄。就气味而言，其理论源于《素问·阴阳应象大论》，认为气为阳禀于天，味为阴禀于地，进一步是禀于地的阴味多表现为颜色，禀于天的阳气则多体现在香气上。

其二，生物的特性可以通过其对周围环境的影响判断出来。外部环境可以影响生物，生物也可以反过来影响到外部环境。比如"麻黄"，麻黄对外环境的影响表现为"所产之地，冬不积雪"，由此可以推断出"其归着在鼓发阳气，冲散阴邪"。

其三，生物的外形结构可以体现生物的特点。依据"有诸内必形诸外"的原理，生物表现在外的特点多有其内在支持。邹澍认为，"凡花色斑斓，味苦气寒者，大都为火化"（瞿麦）。在讨论"女萎"时曰："凡有节有液之物皆能通。"

③生物的不同部位影响着其特性

生物体的不同部位，在生命过程中担负着不同的功能，而不同的功能有着不同的内在结构和（或）物质基础。因此，可以通过对不同生物不同部位的研讨，推测其不同的功能。

其一，植物之根多主升发，植物之实多主收藏。对于植物而言，出芽系生发之机，结实为敛藏之化。亦即，植物之开花成实多为收藏之表现，植物之生枝发叶多为生长之神机。如邹澍在讨论"芫花"时引张隐庵语："草木根荄之在下者，性欲上行；花实之在上者，性复下降。此物理之自然也。"并进一步指出："夫开花成实者，收藏之气也。生枝发叶者，生长之气也。凡物莫不既生长而后收藏。"此外，邹澍在多处反复表达类似观点。如在"槟榔"节中，言"盖根是生发所攸系，故主升；实为退藏所归着，故主降"；在"营实"节中，言"曰实主归藏，则收功于内；根主发散，则收功于外而已"；在"枸杞"中，言"夫实主退藏，根主生发，原草木之恒性。则实，际水土而转生发；根，极畅茂而转退藏"。并且，邹澍对于根实之讨论，较前人更进一步。如在"杜若、豆蔻、肉豆蔻、白豆蔻"节中，邹澍首先阐明"根者本发，实者本降，故根之功用日泯，实之功用日著，始自人情之趋向，遂感骚客之雅怀"；进而指出"至根实之异，以云乎味，则辛者在根为升，在实为通；苦者在根为发，在实为降；甘者在根为缓中，在实为横散。以云乎气，则温者在根为煦，在实为疏"。也就是说，邹澍将气味与根实结合起来，指出了不同气味之根实功用之异。

其二，花为精神昌沛发荣于外，枝为行气之道，仁乃生气内蕴之极。植物的花枝果仁各有其用，故其功用亦各自有别。花者华也，为其精华之表现；枝系贯通上下之通道；仁乃繁殖之机，全面蕴含植物之形状精华。如邹澍在讨论"柏实"时明确指出："盖凡花者，木之精神，昌沛发荣于外者也。实者，气之凝结，韫藏于内者也。"在讨论"天门冬"时也明确指出："花实者，草木功能遂就之秋，花为其极盛，实则其收藏也。""枝叶者，草木献伎效能之象，枝为行气之道，叶则性所著见也。故凡物之性润者，必其枝滑泽而叶柔软，从未有根本枝叶性适相违。"而在讨论"桃核仁、杏核仁"时，明确指出"果和仁"的特点："果是一物造就之功能，仁是一物所锺之生气，凡物惟不偏不倚，相制相援，生理乃具。""夫仁，生气之钟于极内者也。核，其骨也。果，其肉也。"所以，在植物不同的药用部位，有不同的采摘时间。如在"当归"条中明确指出："凡用卉草，其发芽放叶时，可悟其力之所始。其吐花结实时，可知其力之所竟。"

其三，木部之皮抽吮津液上行之功宏，植物之节通行之功显。植物的皮具有通行水液的作用，这一点在木部植物中尤其显著。而植物之节虽然为枝干之分界，然植物之气津均需经此上下交通无碍，故有"通行"之功。如邹澍在讨论"秦皮"时明确指出："凡木之皮主抽吮津液以上行。"而且在多处指出"节"主通行之意。如在"苇茎"中说："凡有节之物，能不为津液隔阂者，于津液之隔阂而生患害，尤能使之通行。"

（5）常者恒之，异者显之／反之

生物体的生长壮老已／生长化收藏过程，有着一般的共同特点。故其性味功能基本相似，但同时生命是缤纷多彩的，必然有别于一般生命体的共同特点；故其性味功能也就不同于一般，必然表现出特强或者与一般相反的性味特点和功能。另外，在生物与外界相互作用的过程中，我们还可以通过生物对外界的异常影响来推断生物体自身具有的特点。

①动植有别，其功有异

植物形多于气，动物形气相当。邹澍在释"麝香"时，明确指出"夫故当究物之动植物以为说也。植物者，形多于气；动物者，形气相侔"。这句话简明扼要地说明了动植物的区别，即植物是不大动的，故其机能多表现在形质上；动物是常运动的，故其功能由形质也由其表现出来的功能决定。虽然动植物有不同，但是自然界对其影响还是有相通之处的。邹澍在释"石龙刍"时指出："凡物之生必与天地之气相呼吸，既与天地之气相呼吸，则必献技效灵，以昭秉界之所自，在动物则革角爪牙，在植物则枝叶气味是也。"自然界形成的"植物之枝叶气味"，在动物则主要形成了"革角爪牙"。所以研讨植物之功能要注意究其形质，而研讨动物之功能要除了注意形质之外，还要注意其表现出来的特性。如在讨论"龟甲"时，邹澍说："水族离水则僵，陆虫没水辄毙，惟龟常湛于水可生，终令居陆亦生。此所以能治水之病人，亦能治火之病人，并能治水火相啮而病人也。轻狡者，迟重则殆；迟重者，不能轻狡。"就是这一思想的使用。

②物有所常，功有所共

不论动物，还是植物，甚至是矿物，常有其固有的共同特性，对人体的影响也有着一定的共性。体现这一点的地方很多，以植物最为常见。对植物而言，出芽系生发之机，结实为敛藏之化。再如，"草木根荄之在下者，性欲上行；花实之在上者，性复下降。此物理之自然也"（芫花），等等。再者，药物对于人体的作用也有着一定的共性，如"凡物之性燥味辛，能升发阳气者，必能消耗阴气"（芎䓖）；"凡物重则应坚，泽则应韧，辛则多窜，寒则多腻"（石膏）；"凡物之行水者，必能伤阴"（泽漆），等等。

③物有所异，其功显之 / 反之

现实中，很多生物的表现与众不同。"有其外则有其内"，与众不同的表现意味着与众不同的功能。当然，由于与众不同的原因，有着自身功能禀赋增强和自身功能禀赋向反方向发展的区别。其功能自然有"显之"和"反之"的差异。如邹澍在讨论"白鲜"时曰："凡草之根，多于花实后，津气返本，方自坚实；独白鲜于花实后则虚耗，岂非取其极升长时津气反下行乎！凡草之气无论香臭腥臊，多发于枝叶花实；独白鲜藏膻气于根，岂非取其剔幽隐之邪乎！故气之因下蔽而致上泄，病之因内不通而致外结窒者能主之。"在讨论"诃梨勒"时，邹澍曰："凡草木果实既已暴干，犹皮肉相著者，独诃梨勒为最，惟其皮肉相著，方得似脾与肺紧相帖也。"讨论"牡丹"时，邹澍明确指出："牡丹有枝有叶，有花有实，皆所不用；独用其根者，则以凡物有实，则生气系于实，根株遂朽；此虽成实，生条布叶之具，仍在于根；是其气全在根，非茎条花叶所能该耳。"并指出这"是其微义，不可不触类旁通者也"。

④物境互相影响，环境异常变化可窥药物作用

生物和环境是相互影响的，一般情况下是环境影响生物，但是在个别情况下生物也会改变自身的生存环境，我们可以通过这一点窥探药物的作用。如《本经序疏要》序中，邹澍就引用了一个经典的例子："凡药禀赋绝类，则功用广博；然推其端绪，要有归著。譬如麻黄，其异在所产之地，冬不积雪，则其归著在鼓发阳气，冲散阴邪。故凡束缚难伸之风（贼风挛痛），蔽锢盛热之寒（伤寒），乍扬更抑之热（温疟），迫隘不顺之气（上气咳气），皆所能疗，诚得谓一种可主数病矣。然不能治筋骨懈弛之风，阳气漏泄之寒，鼓荡不羁之热，随火冲逆之气。稽其效曰出汗，亦仅能令霾中见晛，不能令旱处致霖。曰下气，却只能于横中辟道，不能于直下凿渠，又可谓性理有偏著否耶！"由麻黄"其异在所产之地，冬不积雪"得出其"其归著在鼓发阳气，冲散阴邪"，并且进一步指出了其应用范围。

（6）同气相求与对立统一

药物进入人体，起作用的方式无外乎两种。一为同气相求，是药物对人体的某一或某些部位或脏器具有一定的亲和力，其作用多体现在某一或某些部位或脏器上。同气相求之表现有二：首先是药物的性味特征，会加强机体具有相应的功能；其次是拥有与人体脏腑组织部分相同，或者相似外形的药物，和人体脏腑组织部分之间有着相当的"亲和力"。二是对立统一，就是对立制约又互根互用。表现在药物治疗生，就是《老子·七十七章》："天之道，其犹张弓与？高者抑下，下者举之，有余者损之，不足者补之。天之道，损有余而补不足。"即药物通过提高或者降低机体某些功能，以维持统一体的和谐状态。

①同气相求

其一，人体脏腑经络气血津液，均有各自的功能和运动特点。进入人体的药物，通过其自身固有的性味特性，加强人体脏腑经络气血津液的功能和运动。

如邹澍在讨论"莸香子"时曰："凡物感深冬之气，区萌达蘖。其属阳者，定非天之阳。凡药物能生发地中之阳者甚多，然其为用不过驱阴霾、助蒸腾、强阳气、行脾着，有一端已耳。"其指出了能够生发地中阳气的药物，在人体可以起到"驱阴霾、助蒸腾、强阳气、行脾着"等助阳化气的作用。如邹澍在讨论"百合"时指出："凡通降之物直行者多。"就是说有通降之性的药物，在人体多有直接通行上下之特点。如讨论"白芷"时，邹澍曰："苗短根长，本主摄阳入阴以行阴中之化，远志、秦艽莫不如是。"就是说根在地中为阴而苗为阳，苗短根长就是阴为主而阳为副，能够摄阳气入阴分而行变化。再如讨论"术"时，邹澍曰："术之为物，开花于初夏，结实于伏时，偏于湿气弥漫之际，显其有猷有为，确可知其入脾胃，能内固中气，外御湿侮矣。"就是说，术生长在属土的湿气弥漫之际，脾胃属土，脾主运化水湿，所以术能"入脾胃，能内固中气，外御湿侮矣"。

其二，药物和人体的脏腑、部分均有一定的形状，而外形的产生有着一定的内在必然性。所以，拥有与人体脏腑组织部分相同，或者相似外形的药物，和人体脏腑、部分之间，有着相当的"亲和力"的可能性较大。

这一点，历代医家均有论述并多有总结。如"凡药空通者转气机，如升麻、木通、乌药、防己、通草，皆属空通。藤蔓者走经脉，如银花、干葛、风藤、续断、桑寄生，皆属藤蔓。""凡草木之根荄，坚硬而胜骨者，主肾。有刺而藤蔓者，走经脉"等。邹澍的观点相似，并推而广之。如邹澍在论述"恶实"之明目作用时曰："恶实明目以象形也，其象形奈何，则以其壳象目之胞，胞上有刺象目之睫。"如讨论"杜仲"时，邹澍曰："盖木皮之厚无过于杜仲，犹人身骨肉之厚无过于腰脊。木皮皆燥，独杜仲中含津润，犹腰脊之中实藏肾水，肾者藏精而主作强，此所以得其敦厚津润，以补其中之精，并益其精中之气，而痛自可已。"就是根据杜仲为木皮之特点而讨论其功用的。在讨论"白瓜子"时，邹澍依据瓜子"盖瓜之中裹大津液为瓤，子即依于瓤内，瓤善溃烂，子终不因之烂，则其能于腐败之中自全生气"的特点，得出瓜子"善于气血腐败之中全人生气矣"。再如，在讨论"白芥"的作用时，邹澍依据白芥之茎"小者反中实，大者反中空"，进一步讨论，得出"中空者，象痰之逼窄气道；中实者，象痰之壅肿径隧，是故用以治内，其证必兼上气；用以治外，其证必兼肿痛。则凡痰在骨节及皮里膜外之候，必里有痰而外为肿痛已久，而按之不空者，方与此宜，以是为其畛域可也。"

②对立统一

所有医疗手段达到治疗目的的重要途径之一，是通过药物提高或者降低机体某些功能，以维持统一体的和谐状态。。在邹澍著作中比比皆是，如"凡物之性燥味辛，能升发阳气者，必能消耗阴气"（芎劳）；"凡物重则应坚，泽则应韧，辛则多窜，寒则多腻"（石膏）；"凡物之行水者，必能伤阴"
（泽漆），等，就是利用药物的诸多功能特点，调整机体的各种有余不足，
使机体恢复协调和谐的状态。

附：

上述"推研物生之性情，穷尽药用之功效"，是从六个方面讨论药物的
功效。但是这六个方面较为"形而上"，不能较为具体地反映邹澍推研分析
药物功用的思维。故而本节再从"取特性""取形""取色""取时令""取
形色""取气味""取色味""取义""取生长""取象""取卦""论体用"，
以及"亲自实践"等十三个方面进行举例分析，以期探究邹澍的思想。当
然邹澍讨论药物功效，不是单单从一个方面入手，常常是多个方面综合分
析。本节为了突出邹澍的思想，多以一个或者两个方面为主进行论述。

（1）取特性

邹澍根据药物的生长、存在、采摘、储存变化特性，推研药物的功用。

①根据生长特性

邹澍在讨论"猪苓"时曰"盖凡草木所生之物，入土即放芽发叶；其
有不放芽发叶者，则感地下阴湿，溃烂无余"，而"惟茯苓、猪苓得木气而
生于地下，既不茁萌挺茎，又不溃腐消败"。由此可知，茯苓、猪苓"却湿
可知"；又因其"复久而不变"，可知其"非特能却湿"，并且"能化湿气为
生气矣"。

②根据储藏变化特点

邹澍在讨论"瓜子"时言"盖瓜之中裹大津液为瓤，子即依于瓤内，
瓤善溃烂"，而"子终不因之烂"，有"于腐败之中自全生气"的作用，所
以瓜子"善于气血腐败之中全人生气矣"。结合《金匮》治腹裹脓血之肠
痈，《千金》治咳吐脓血之肺痈"，并且证之以邹澍自己"用治痰之浓厚色
黄者多有效"。

③根据局部特点

邹澍在研讨"杜仲"时，不仅关注"木皮之厚无过于杜仲，犹人身骨肉之厚无过于腰脊"，同时指出"木皮皆燥，独杜仲中含津润，犹腰脊之中实藏肾水"；而"肾者藏精而主作强"，所以杜仲"得其敦厚津润，以补其中之精，并益其精中之气，而痛自可已"。同时，邹澍结合气味进行分析，指出"味之辛，即能于冲容和缓中发作强之机，而于敦厚津润中行坚强之势，且其皮内白丝缠联，紧相牵引，随处折之，随处密布，是其能使筋骨相著，皮肉相贴，为独有之概，非他物所能希也"，所以杜仲具有"主腰脊痛，补中，益精气，强志"等作用。再如邹澍对于"槟榔"的研讨，首先指出"草木有节，必因中空，中不空必因有枝，不中空又无枝蘖而有节者，则惟槟榔。草木之叶丛生者必由地起，不由地起亦必有枝蘖，既非地起又无枝蘖而发于木杪者，亦惟槟榔"；槟榔是"叶间所生之果，上行极而下者，非特行于内无或留阻，即行于外，纵有留阻之迹，亦不碍其流转之气"，所以，槟榔有"通行节间无复留碍"的作用，主"消谷，逐水，除痰癖"。

④根据生长存在特点

这一方面，动物源性药物居多。如邹澍在讨论"露蜂房"时描述"蜂房纵风摇而能常安常定，遇酷暑而偏以生以育；且其界限分明，秩然有序；其孔一直到底，并无歧互，似经脉经筋所容之隙"；并且"其于酷热之中，反钟生气，不畏生风"；可见露蜂房能"约束一身秩然有序之孔道，使经脉间气血不至横溢"，所以能起到使"经筋自无引纵弛缩之患"的作用。如邹澍在研讨"龟甲"时，分析"轻狡者，迟重则殆；迟重者，不能轻狡"，但是"惟龟背、腹自迟重，首、尾、四支自轻狡"，所以龟甲"能治中病应外，外病应中，并能治中外有病而不相谋"；并且"衷甲者，以其坚为蔽，以其裹为卫，惟龟虽有甲而纵横成理，片片可撤，虽可撤而上下紧裹无稍罅隙"。所以，龟甲"能治当开不开之病，当阖不阖之病，并能治开阖参争之病"。于是，可以用龟甲治疗当合不合的"漏下赤白，小儿囟不合"，治不开之"癥瘕"、开合不当之"疟疾"以及中外病之"湿痹，四肢重弱"。再如，邹澍在讨论"衣鱼"时，指出"衣帛书纸，木之余气；色白善钻，金之锐气，此白鱼之性，能于木气闭塞中，为穴以通之之故矣"；并且，"衣帛书纸必遭浥湿，始生白鱼，燥则无矣"。所以可以推知"白鱼之性，又能于木气闭塞中，化湿气使流行，从穴而得达环阴之血室"；又因"脉络皆足厥阴肝所主"，衣鱼能够祛除血室之湿，使"厥阴之脉遂通"，从而"非特小便利，并疝瘕亦能愈矣"。并举张仲景之治"小便不利"之"滑石白鱼散"以证之。

（2）取形

邹澍根据药物外形、药用部位外形，推测药物的功用。

①根据药物外形

邹澍在讨论"萆薢"时，指出"节之义为阳出于阴，阳阻于阴而终能上出，又且迭出迭微，阴阳因得相称"，所以能"化阴能使阴气化也，导阳能使阳气伸也"，并在讨论"女萎"时，再一次指出"凡有节有液之物皆能通"，因此"竹沥通风火阻经，菖蒲通风痰阻窍，萎蕤则通风热阻络"。如邹澍在讨论"王不留行"时，认为"凡物之浑圆者，皆转旋极速而不滞"，而在人体"周流无滞者，血也"。联系《神农本草经》《名医别录》用治金疮出血、鼻衄和妇人难产，可推知王不留行"能使诸血不旁流逆出。其当顺流而下者，又能使之无所留滞，内而隧道，外而经脉，无不如之，则痈疽、恶疮、瘘乳，皆缘血已顺流，自然轻则解散，重则分消矣。血流于脉，风阻之为风痹，内塞血不流畅，血中之气内薄为心烦，能治之者，亦总由血分通顺，故并克取效也"。其指出后世仿张仲景用治金疮义，用王不留行"治淋，亦大有见解"。再如，邹澍在讨论"戎盐"时，先后指出"似目晴"者四，即"戎盐藉水而结，嵌土石间，似目睛一。状如累碁，层迭包裹，似目睛二。卤水必浊，戎盐则莹，似目睛三。色惟青黑，似目睛四"。所以，戎盐有"明目、治目痛"之功。

②根据药用部位

依据药用部位，推测功效者甚多。如言"出芽系生发之机，结实为敛藏之化"。再如，"草木根茎之在下者，性欲上行；花实之在上者，性复下降。此物理之自然也"等等不一。此外还结合植物整体生长特点，讨论局部之作用。如邹澍在论述"莎草根"时，指出莎草"既挺茎成穗，结实如黍，复根引连续，实如羊枣，上已叶发繁茂，下更根缕猥多"，这是气盛的表现。但是，莎草"既无伟岸之茎，又乏魁硕之根，而繁盛如是，可知其生气独钟于根与叶之间"，所以"比之人身，则胸中也。缕析之根，则萦洄脏腑之脉络也。条秩之叶，则周浃一身之经脉也"；并指出"胸中为热，充气于皮毛而热已，是除胸热，即以充皮毛，充皮毛正由除胸热。气聚于内而不达，气馁于外而不继，则皮毛为悴，内气得达则为益气，外气得继则为长须眉，是益气即以长须眉，长须眉正由气益"，由此解释《名医别录》之"主除胸中热，充皮毛。久服利人、益气、长须眉"。如邹澍在讨论"蒺藜子"时，指出"蒺藜子锋颖四出，坚锐铦利"，取其形认为"非象金不可"；并且"其味苦其气温，则又皆属乎火，是之谓金与火遇，火在金中。夫金与火之接也。始则相守，继则就镕，终则交流。相守，则金之芜杂难消者消；就镕，则金之凝重不动者动；交流，则火之炎上不下者下。凝重者动，谓之形随性化；炎上者下，谓之性随形化"。继而，指出"在人身，性本于气，形充于血"，气血关系不和谐就会出现"有性与形违，而为积聚、喉痹者；有形与性违，而为恶血、症结、乳难者"，所以可以用蒺藜子"交相化而适相成之物"，治疗诸症。再如，前文邹澍论杜仲、论白芥等，均是如此。

（3）取色

邹澍根据药物的颜色，推测药物的功效。如邹澍在讨论"甘草"主
"五脏六腑寒热邪气"时指出，甘草"其色之黄，味之甘，迥出他黄与甘
之上，以是协土德，和众气，能无处不到，无邪不祛"；结合甘草"春苗夏
叶，秋花冬实，得四气之全"，分析甘草所以"主五脏六腑寒热邪气"的原
理。如邹澍在讨论"牡桂、菌桂"时，认为"凡药须究其体用，桂枝色赤
条理纵横，宛如经脉系络"，而"色赤属心"；"条理纵横"能"通脉络"，所
以桂枝"能利关节，温经通脉，此其体也"。再如，邹澍在讨论"黄精"时
指出"黄精根既黄，干复本黄末赤"，这正是黄精"归根复命的在火土之
化"，故黄精具有"补中益气"作用"确凿无疑"。

其他，如邹澍对于紫色、白色、青色、赤色、黄色、黑色等的认识，
有"紫者火依于水之象，青则从内达外之色"（大青）；"紫，赤黑相兼之色，
水中有火，火中有水之象也"（紫石英）；"紫者，水火相间也。白者气也，
赤者血也"（泽兰）；"根白象肺，肉黄象脾，纹黑象肾"（防己），均未离开
五行之规范。

（4）取时令

邹澍根据药物生长时令，推测药物的功效。如邹澍在讨论"术"的功
效时指出："术之为物，开花于初夏，结实于伏时"，这正是"湿气弥漫之
际"；显示"其有猷有为"，可以确知术"入脾胃，能内固中气，外御湿
侮"。如讨论"芍药"时，邹澍曰："芍药十月生芽，三月放花。"因为十月、
三月均是阴寒时节，所以芍药可以"破阴寒凝冱而出，乘阳气全盛而荣"，
具有"破阴凝布阳和，盖阴气结则阳不能入，阴结破则阳气布焉，是布阳
和之功，又因破阴凝而成也"。再如，邹澍在讨论"梅实"时，认为"梅
之花，苞于盛冬，开于先春。梅之实，结于初春，成于初夏"，所以"梅之
用，能吸寒水，以成制相火之功。其所以吸，则厥阴风木为之体；所以制，

则少阴君火为之用"；并进一步指出"风木者，宣发之气，而其味酸，则主乎收；君火者，昌明之气，而属少阴，则主乎静"，故而有"下气，除热烦满，安心"的功效。

（5）取形色

邹澍根据药物的形态和颜色，推测药物的功效。如邹澍在讨论"紫石英"的功效时，首明"此所谓以形质与色为治者"，然后论述"夫石土之刚，金之未成者也"。指出其石"无论大小，咸具五棱"，而"五，土数也"，其色"紫，赤黑相兼之色，水中有火，火中有水之象"（水火者，阴阳之征兆。阴者，比于不足；阳者，比于有余），并且"明澈晶莹，水光也"，其"两端皆锐如箭镞"。由此可以推断紫石英具有"自中土而上至肺金，下抵肾水"的作用，可以入肺而补不足，能入肾除"子宫风寒"治"绝孕"。再如，邹澍在研究"黄芪"时，指出"黄芪根茎皆旁无歧互，独上独下"，这体现黄芪具有直上直下之性。结合黄芪"根中央黄，次层白，外层褐，显然三层界画分明"；再加上"味甘，其气微温"，可知黄芪具有"直入中土而行三焦""能内补中气"的功效。

（6）取气味

根据药物的气和味，推测药物功效，如邹澍在讨论"独活、防风"时，引用先哲之语："非辛无以至天，非苦无以至地"。然后，指出"防风、独活气味俱薄，性浮以升"，而防风"先辛后甘，辛胜于甘，故其为义，本于辛以上升，乃合甘而还中土，以畅其散发之用"；独活则"先苦次辛，苦多辛少，辛后有甘，故其为义；本于苦以入阴，变为辛以上行，得甘之助而气乃畅"。所以，防风有"自上达于周身"，独活有"自下达于周身"的特点；"防风具升之体，得降之用；独活具降之体，得升之用。所谓升中有降，降中有升，是以独活能达气于水中，而散阴之结；防风能畅气于火中，而散阳之结"；用以治在上"大风，头眩痛，恶风，风邪，目盲无所见"等病，在下之"贲豚，痫痓，女子疝瘕"等病；能使"上行极而下，下行极而上，斯阴阳得交，愈后无余患也"。再如，在讨论"车前子"之功效时，邹澍指出"其味甘固近于补，气寒则终归于泄"；在人体则"水流气顺则下益于精，血荡水随系上酿有火"；"水与气相阻则火生，火在水中，于是一身宜得水之益者，反遭火之累"。所以，车前子的功效，不仅仅是治疗"气癃而痛，水道不利而溺涩"，其他如"湿而痹者""目赤痛而不明者"，亦可用之。

（7）取色味

邹澍根据药物的颜色和气味，推测药物的功效。如邹澍在讨论"厚朴"的功效时指出：厚朴"气味苦辛，色性赤烈也"，而"味之苦者，应于花赤皮紫，是味归形也；形色紫赤者，应于气温，是形归气也"。本来"苦能下泄，然苦从乎温"，所以厚朴"不下泄而为温散"，用治"中风，伤寒，头痛，寒热"。再如，邹澍在讨论"大枣"时，指出"大枣木红生刺，实熟必丹"，这是"全禀火德"的表现；并且，"味甘性缓臭香，又纯乎属土"；所以，"确为以火生土之物"，即"枣本联木火之德，成合火土之用者也"，且"以味甘性缓臭香之物，苟无火气运用其间，则能滞物而不能动物，惟有火气运用"，所以"补中，遂能托心腹之邪；以安中，遂能行十二经之气；以平胃，遂能通九窍之出纳矣"。

（8）取义

邹澍根据药物的涵义，或者形成过程之意义，推演药物的功效。如邹澍在讨论"阿胶"时，指出其功能"浚血之源，洁水之流"。其因是"仗其取肺所主之皮，肾所主之水，以火煎熬，融治成胶，恰有合于膻中火金水相媾生血之义"。所以能"导其源而畅其流，内以充脏腑，外以行脉络"，可以用治"生血之所，气溃败以不继，血奔溢以难止，内则五脏之气不凝，外则经络之血不荣"之"心腹内崩，劳极，洒洒如疟状"。再如，在讨论

"鸡屎白"时，邹澍分析"兽有小便故无溏粪，禽无小便其粪多溏。然未有干溏杂出者，独鸡食精则便稀，食粗则便干，屎白则得于干者少，得于稀者多"，独具"消坚韧者为稀"之能，所以可以"使本稀而结成坚韧者化，小便之如粟者既化，则横溢者自顺，水道自通"，用之"破石淋及转筋"。

（9）取生长

邹澍根据药物生长之特点，推测药物的功效。如邹澍在讨论"菊花"时，分析"菊虽宿根重生，然至三月已后，新根既成，旧根遂烂"，有旧根"因新根坚固枯萎自脱"的特点。所以，《本经》用以"主皮肤死肌"；"菊之苗，烈日暴之则萎，潦水渍之则萎，最喜风为之疏荡，湿为之滋养"。其能转"风与湿之相侵者"为"反成相养"，正是"《本经》主恶风湿痹之义"。如在分析"瞿麦"功效时，指出"瞿麦花开午月，亦适得火令之正，但用其蕊壳，不用其实"，所以适宜"治火腑之病"；并且"其实凡至干爆，则迸出不留"，所以"物之不当留者，皆能决而去之"。心与小肠相表里属火，"小肠多血为泌别水谷之腑，其所存留不过蓄血与宿水耳"。故《神农本草经》中，记载瞿麦有"主关格，诸癃结，小便不通""下闭血"等功效。

（10）取象

邹澍根据药物的物象特点，推测药物的功效。如邹澍在讨论"恶实"之"明目"作用时，分析"恶实明目以象形也，其象形奈何，则以其壳象目之胞，胞上有刺象目之睫"。并且，《神农本草经》在"明目"之后，还记载其"补中，除风伤"，这正是指出"恶实明目，正为其能补中、除风伤耳"。因为"风气通于肝，风伤即肝伤，肝伤则中无所疏泄而亦伤，中伤斯上注之气不精，而目之明减矣"。并且，"恶实以木气盛时生苗起茎，以初交火令开花紫色"，正似"肝家升发之气，挟血上注为精明"。再如，讨论"石钟乳"时，指出"乳与泉皆山石中润泽之气所结，而性体不同，为用迥殊者，以乳得其阴而化于阳，泉得其阳而化于阴耳"。并进一步分析"专行流动旋转空隙之地"，是"得其阳"，故能"俯出而性温""仰出而性寒"；是"化于阴"，故能"专行崒岩荦确艰阻之所"。这在人体之象，"一则似溺似津，行阳道而质清洌；一则似液似精，行阴道而质稠黏"。所以，"质稠黏而性温，形中空而有窍，体洁白而通明"之"石钟乳"，能起到"明目，益精，通百节，利九窍，下乳汁"的作用。

（11）取卦象数

邹澍根据药物的卦象数特点，推测药物的功效。如邹澍在讨论"淫羊藿"时，认为"淫羊藿为物，妙能于盛阳之月开白花"，这是"致凉爽于阳中"的表现。并且，"其一茎之所生，必三枝九叶，是导水联木以向金也（一，水数。三，木数。九，金数）。导水以接火则火聚，联木以生火则火安，致金以就火则为火劫而停者，皆应火金融液而下游"。所以，用淫羊藿治火不聚之"阴痿"，火不安之"茎中痛"，傍火之物下流而"利小便"，以及治疗"阳盛格阴"而达到"益气力，强志"之功。再如，讨论"竹叶"时，引蒋汉房先生语："震☳为苍筤竹，其取象，为阳在下，奋迅振动，阴在上，飘零解散。又上坎下兑，曰节䷂，其取象则根为阳，茎为阴，节为阳，管为阴，叶则阴之阴，根则阳之阳。"所以用治"阴为阳击，飘扬于上"之"咳逆上气"，经脉为湿热所攘而拘急之"风痉"，并且竹叶可用于"微阴正欲解散之余"，取其"为物飘萧，轻举洒然"，可使"阳遂透，阴遂消"也。

（12）论体用

邹澍根据药物的体用关系，推测药物功效。如邹澍在讨论"百合"时指出，百合"根荄，其体也。花叶，其用也。其用外出，黄体内抱"，所以知道百合有"其所通利者邪气，而正气仍不失内顾"的特点。再如，在讨论"半夏"时，认为半夏"体滑性燥"，而其"味辛气平"。故其为用，"辛取其开结，平取其止逆，滑取其入阴，燥取其助阳，而生于阳长之会，成于阴生之交"。所以，半夏之功"能使人身正气自阳入阴，能不使人身邪气自阳入阴"。所谓"使正气自阳入阴"，正是《黄帝内经》之"卫气行于阳，不得入于阴，为不寐，饮以半夏汤，阴阳既通，其卧立至"；而"不使邪气自阳入阴"，正是《伤寒杂病论》所言"其人反能食而不呕，此为三阴不受邪"，故"半夏则止呕专剂也"。

（13）亲自实践

邹澍根据自己的亲身实践经历，推测药物的功效。如邹澍在"干地黄、生地黄"中记载"予尝治地黄醴饮先君，醴尽而地黄枵然如故也。暴之令干，则其质轻虚；剔而破之，则其中脂液已尽。在外层者，悬空包裹，如栝蒌之壳；其在内者，纵横牵引，如丝瓜之筋"。所以，邹澍"悟地黄之用，在其脂液，能荣养筋骸、血络；干者、枯者，能使之润泽矣。进乎此，则因干枯而断者，得润泽而仍能续，故地黄之用不在能通，而在能养。盖经脉筋络干则收引，润则弛长，是养之即所以续之"。

2. 研方药贯穿理法，明理论间有发明

（1）研药及方，论方及病，详细剖析

邹澍在精研药物功效时，多首先广泛运用四种逻辑方法，推导解释《神农本草经》和《名医别录》所记载的功用；然后，多采用《伤寒杂病论》之相关处方和条文，证明药物功效的正确性；运用经典理论讨论疾病，常常反复论证、剖析疾病的临床表现、用方药的合理性以及用方用药之眼目。这种情况，在邹澍书中随处可见，遂举例以说明之。

①释术之安胎、止呕

如"术"在《神农本草经》和《名医别录》中，无"安胎""止呕"之说。《神农本草经》有"消食"，《名医别录》有"除心下急满及霍乱吐下不止，利腰脐间血，益津液，暖胃，消谷"之说。邹澍先依据"术气温味甘苦而辛，甘能补中，苦能降泄，辛能升散"，得出术和人身脾胃一样"具稼

穑作甘之德";继而指出"脾主升举清阳,胃主通降浊阴,皆属土而畏湿";而术"开花于初夏,结实于伏时,偏于湿气弥漫之际",可以明确术"入脾胃,能内固中气,外御湿侮矣"。

其后,先提出疑惑:"理中丸以吐多去术,乃五苓散、猪苓散、茯苓泽泻汤偏有吐而用术,以下多而还用术,乃桂枝附子去桂枝加白术汤偏以大便硬而用术,其义何居?"然后,进入方证讨论,引用《金匮要略·呕吐哕下利病脉证并治》篇:"先呕却渴者,此为欲解;先渴却呕者,为水停心下,此属饮家。"其详列五苓散、猪苓散、茯苓泽泻汤条文,指出"三证皆有渴,皆欲饮水"。而理中丸条文中,指明"热多欲水而用五苓中,仍有术;寒多不欲水而用理中,亦不离乎术。惟因吐多而去之",得出"呕吐之于术,渴是一大关键"。其联想到桂枝附子去桂加白术汤条文:"伤寒,八九日,风湿相搏,身体疼烦,不能自转侧,不呕,不渴,脉浮虚而涩者,桂枝附子汤主之。若其人大便硬,小便自利者,去桂加白术汤主之。"又进一步提出,"不呕不渴"且"其人大便硬,小便自利者,去桂加白术汤主之"。按照常规认识,术主"下不止",而此为"大便硬"。邹澍结合柯韵伯注释,认为此"乃脾家虚也"。其"大便硬,小便自利",是因为"湿流肌肉,因脾土失职不能制水,故大便反见燥化;不呕不渴,是上焦之化源清,故小便自利耳"。所以,治疗上"法当培土以胜湿,故以白术代桂枝"。

再后,疏"世之人动辄称白术、黄芩安胎圣药"之义。白术有健脾、黄芩有泄热作用,但是邹澍认为不能如此简单认识,应该从妊娠的特点分析。妇女之病多半涉血,而血是"中焦受气取汁变化而赤"所成。"初妊之时,胎元未旺,吸血不多,则下焦血旺,致气反上逆,是为恶阻。恶阻,则中焦之气不变赤而为水,是白术在所必需矣。血盛能致气盛,气盛能生火,黄芩泄气分之火而不伤血者也。厥后胎气日充,吸血渐多,血自盘旋而下,气亦随之盘旋于下。胎之所吸,乃血之精者,而其余与气相搏,能仍化为水，阻于腰脐之间。故妊娠至五、六月时，多有子肿之证。是白术又为必需之剂，而无所事黄芩于其间，《别录》所谓'利腰脐间血者'此也。"然后又考"桂枝去桂加茯苓白术汤、真武汤、附子汤、桂枝芍药知母汤、薯蓣丸皆与芍药同用，皆治胸腹间有水气"。并且，在《金匮要略·妇人妊娠病脉证并治》中，有白术散、当归芍药散、当归散，均是配合他药，"除水气，而利腰脐间血"。而且，张仲景指出，妊娠养胎可以常服白术散和当归散二方。最后，邹澍总结："总之，血分之源不清，则血气不能和，而附血之湿、血盛之火，皆为胎前所有之常患，故出此不必甚为别择之常方。"这一论述，较前人解释更深刻而全面。

②深入浅出，层层递进，析治呕不等于下气

呕因胃气上逆，半夏为治呕之要药，且在《本经》中没有半夏止呕之说，但言"下气"（《别录》有"时气呕逆"），是不是半夏之"止呕"源于"下气"？邹澍在研讨"半夏"时，详细地回答了这一问题。

邹澍首先提问："半夏，伤寒寒热，非心下坚者不用，咳逆非胸胀者不用，以及咽肿、肠鸣，无不可属之下气。今以葛根加半夏、黄芩加半夏生姜等汤系之，岂治呕即所谓下气欤？"然后，指出有下气药止呕，如"《本经》橘柚、吴茱萸之类"；有下气药不止呕，如"《本经》旋覆花、杏核仁之类"；而用半夏下气未必均有呕，如治"心下坚、胸胀、咽肿、肠鸣"；用半夏治呕，又有很多情况因下气，如"《金匮要略》厚朴七物汤、白术散、竹叶汤"等，并进一步引用《备急千金要方》之远志汤、淡竹茹汤，《金匮要略》竹叶汤之气逆加半夏，以及小柴胡汤之胸中烦而不呕者去半夏，证明"呕缘气逆，气逆由水与气相激，则半夏允为之对之剂矣"。

此外，《神农本草经》中有很多下气药，与半夏有什么区别呢？邹澍"考《本经》菖蒲、五味子、牡桂、射干、芫花、杏核仁，皆着其功曰主上气，然未有不连及咳逆者，是知凡主上气之病，皆能使逆气自上焦而降"。

而半夏主下气，却是使气不自中焦逆，与其他下气药有中上焦之别。至此，就明晰了半夏止呕与下气的关系。

（2）总结医理，间有发明

邹澍讨论药物功效，紧紧联系经典。理论方面，密切结合《黄帝内经》《诸病源候论》；方药方面，常常不离《伤寒杂病论》《备急千金要方》《外台秘要》，并且将理法方药密切联系在一起，对理论进行阐发。下面举例以说明之。

①总结水肿，明晰脏腑分合

邹澍在《本经序疏要》中，专列"大腹水肿"章讨论水肿。总结"水肿一证，支派甚多。在《素问》有肾风、风水、涌水之别。在《灵枢》有肤胀、鼓胀、肠覃、石瘕、石水之别。在《金匮要略》，有风水、皮水、正水、石水、气水、血分、气分之别。在《诸病源候论》有水分、毛水、疸水、燥水、湿水、水症、水瘕、水蛊、水澼之别"；并指出水肿的机制，是"水者节制于肺，输引于脾，敷布于肾，通调于三焦膀胱，此其分焉者也；一处有病，则诸处以渐窒碍，乃遂成水，此其合焉者也"。还分别择其要，言其表现与特点："自其分者而言，则或始于喘呼，或始于胫肿，或廓于皮肤，或充于肠胃，或绷急于外而中空，或坚结于里而中实。自其合者而言，则均之一身支体面目红肿已矣。"其治法"就其合遄其分，而别其势之静与动，虚与实；验其机之上与下，出与入焉，以迎而夺之，适事为故……《汤液醪醴论》所谓开鬼门、洁净府者，是治水之大纲"；然后结合所列三十三种药物中的茯苓、猪苓、泽泻等药物论述之。

②结合方药解膜原

邹澍在研讨"射干（乌扇）"时，先引述"《别录》'疗老血在心脾间'一语，最是耐人思索"，因为心主血、脾统血，而非肝有藏血之功，如何能留老血？然后结合《金匮要略》而得出"心脾间即《内经》所谓'募原'

者也"；并解释"夫心气自左而降，脾气由中而升，升降交错之间，正受气变赤之地，设升降之源不清，则所受之气自浊，或不能变，聚为痰涎；或既变赤，不能敷布洒陈，于是凝结脏腑空隙之所，脂膜之间；其处在中之左，左之中，则非左胁而谁。故《素问·疟论》曰：'疟间日发者，由邪气内薄于五脏，横连于募原也。其道远，其气深，其行迟，不能与卫气偕行，不得皆出，故间日乃作也。'《金匮要略》曰：'疟当瘥不瘥者，此结为癥瘕，名曰疟母，用鳖甲煎丸。'其中，正有乌扇，二者与《别录》射干疗老血在心脾间正相吻合"，由此可见"心脾间即内经所谓募原"，并且导致"心脾间老血"的原因，是"由于结气，气之结由于腹中邪逆，腹中邪逆由于饮食大热"；其表现还有"饮食大热之见于外者为咳吐，言语气臭；其见于内者，为胸中热气"。

③水之生熟辨

邹澍在研讨"治水"时，独具匠心地提出"生熟水"的观点，以说明水饮之区别。如在讨论"泽泻"时指出："凡利水者当计其水之生熟矣，何谓生熟？夫已经输脾归肺者，熟水也；未经输脾归肺者，生水也。"明确指出生熟水的区别。因此，治疗也相应有了变化。"熟水已曾泌别精华，但存水质，故直达之使下出可矣。生水者，天真未离，精华未去，故必引之使上而后下，乃不失其常耳。淡渗之物，皆行生水者也，较之直使下降者不同。"进而，指出生水的常见症状与具体用药。"盖水之生者，就其性则归壑趋海而走极下；逆其性则过颡在山而反极上；从无横溢垦啮于中而为患者，故小便不利、呕、渴、悸、眩者，多用二苓、泽泻；第更当别其猛怯之殊，怯者依土作祟，则以二苓得气化于中土者，治之可也。"明确了水之猛者的表现，为"必用之药为泽泻"；"其猛者，则所谓过颡赴壑……心下有支饮，是沿路拦截，生水肆其威于上，所谓过颡者也。大病差后，腰以下有水气，是中无统摄而陷注者也。二者均未经气化而停，又何能不使先就上而后下趋哉！"其用药"非得泽泻生于水中，得气化于水，出生气以上朝，究复反本还原者不可"。只有这样，才能"驯至肺得之而气裕，肝得之而力强，脾得之而肥，肾得之而健，乳得之而通，耳得之而聪，目得之而明，面得之而生光，莫非精微之奉养，至风寒湿痹得之而解，水得之而消，又莫非滓质之流行"。

④转气论

古人认为世界万物是和谐的，当条件发生变化时，和谐状态被打破，就会出现各种异常，在人体就表现为疾病，把导致疾病发生的原因称为六淫等邪气。同样，当和谐状态恢复时，致病的邪气也就有可能改邪归正了，也就是说邪正之间是可以相互转化的。邹澍在研讨药物时，明确提出了"转气论"，并认为化病气为生气是重要的治疗思想。如在"丹沙"中论述道："凡药，所以致生气于病中，化病气为生气者也。"在讨论"地榆"时曰："是知有色者系火胎水中，无色者乃水交于火，以故气鼓血行，血随气顺，为生人之符；气违血散，血室气壅，为病人之本。地榆之根，黑外赤内，水火不相入，而偏际风木之极盛时生（三月），遇风木之受制时荣（七月），不似气血之相违，乘间插入风邪以为病，乃转能化风气为生气，以开紫黑色花，遂可验气已入血，血已随气耶！"并在讨论"蛇床子"治癫痫时曰："殊不知风因痰生，人因风病；若变因痰而生之风，如湿中所钟风化，能鼓荡湿气化津化液，则此痰此风，早将变为氤氲流行之生气，尚何癫痫之足虞？以是知化病气为生气，原非臆说也。"

⑤反治法

正治反治，在《素问·至真要大论》提出之后，后世对反治的解释较多。概而言之，反治就是指顺从疾病假象而治的一种治疗法则，又称"从治"，即采用的方药或措施，是顺从疾病的假象而治。究其实质，仍是针对疾病的本质而进行治疗的方法。邹澍在研讨"淡豆豉"时，引用《素问·五常政大论》"气寒气凉，治以寒凉，行水渍之"，并反对后世注家言"热汤浸渍，则寒凉之物能治寒凉"；然后联系《伤寒杂病论》诸多用豆豉的方剂，指出"皆不以生水煮，甚者枳实栀子豉汤先空煮清浆水，更入枳实、栀子，再下豉，仅须五六沸，即已成汤"；引用《金匮要略》之"治阳而非治阴"的栀子大黄汤，其煎煮法是"入药不分先后"，说明诸用豆豉汤非是"热汤浸渍，则寒凉之物能治寒凉"也。更有"瓜蒂散证，在太阳曰胸有寒，在少阴曰手足寒脉弦迟，在厥阴曰手足厥冷脉紧，更明明为寒"；而"瓜蒂苦寒，豆豉又苦寒，亦以热汤下豉煮汁，和瓜蒂、赤小豆末服"，这正和"以寒治寒之旨相符"。其病机"为邪与痰饮，因阴阳相搏而结于胸中"。究其机制为豆豉能"驱散其阴翳"使"阳气自伸"，"阳气既伸，其实者随即引而越之，使不经无病之所；虚者随即抑而下之，使不伤未败之气"，而不单从寒热真假论说，这可为反治法之又一解。

⑥"毒"说

有关"毒"的学说历来较多，可谓见仁见智，莫衷一是。邹澍对于"毒"的形成及概念有独到的见解。如"诸毒者，邪热久秘，不得宣泄之所成也""以严厉之寒包收肃之热，阳欲达而被阴束，是所以为毒也""凡有表证而皮肤间有故者，即为毒""风水本系风病，若间有肿而难移之处，则当明其为毒"。而且，邹澍认可徐洄溪之"凡有毒之药，皆得五行刚暴偏杂之性以成"的观点，可见邹澍所谓"毒"，多为表现出刚暴、严厉、偏杂、顽固之性的病症。

关于毒伤人之机制，邹澍指出："凡诸毒物中人，多假人元气作使而猖獗。""毒固热入人身，而胁人正气为附从者。""恶气与毒，无风寒之引，原不能深入人身脏腑。""诸毒者，邪热久秘，不得宣泄之所成也。""以严厉之寒包收肃之热，阳欲达而被阴束，是所以为毒也。"由此可见，邹澍认为毒伤人多为风寒所致，或郁闭体内，或胁迫正气而发病。

　　关于毒伤人致病的治疗，邹澍根据毒的发病机制，采用引导解散分离法。如邹澍在研讨"葛根"时曰："胃家正多气之乡，能助毒者莫此为便，亦莫此为甚；提开胃气，使由正道交于脾肺，毒势又焉能不孤；毒势孤，正气行，又何患其不解耶！"在研讨"贯众"时曰："诸毒者，邪热久秘，不得宣泄之所成也。邪热既散，毒于何有。"在研讨"蓝实"时，引用刘潜江语："木用达则水火合和之气毕达，举五脏之郁为火者，皆由此而达。正气流行，邪气涣释，故曰解毒。毒固热入人身，而胁人正气为附从者，正气不为所胁，而自行所当行，毒又焉能为患，有不解散者哉！"在研讨"升麻"时曰："以严厉之寒包收肃之热，阳欲达而被阴束，是所以为毒也，使随木升而畅发焉，即所谓解毒矣。"总而言之，邹澍治"毒"重视正气的作用，认为疏导解散使正气与毒分离，是治疗"毒"的主要方法。

　　（3）详解症状、病机，明辨临证用药

　　邹澍在讨论药物时，常结合临床症状和病机，从而明辨临证用药之关键。

　　邹澍据《神农本草经》谓麻黄除寒热，并且张仲景有用麻黄为主药的治寒热方，进而比较了麻黄、柴胡除寒热的差异，认为"治寒热主剂，实为柴胡"，而麻黄所治的寒热与柴胡必有别。其列举《伤寒杂病论》之"桂枝麻黄各半汤""桂枝二麻黄一汤""桂枝二越婢一汤"条文，指出麻黄所主"寒热，一日二三度发，日再发者"，与柴胡所主之"往来寒热，休作有时"不同。并且，麻黄所主曰"恶寒"，而小柴胡则为"外有微热"，可见二者同样是"寒热彼此皆有休时"，但是柴胡证是"不恶寒但有微热"，麻黄证则是"无热而但恶寒"，这正是用柴胡、麻黄治寒热之关键。

　　邹澍在研讨"芍药"时，认为"芍药能开阴结"，但是"阴结"为何？邹澍进一步指出："芍药外能开营分之结，不能解筋骨间结，内能开下焦肝脾肾之结，不能开上焦心肺之结也。"并且指出："芍药能治血之定，不能治血之动。"还列举"桂枝龙骨牡蛎汤、桂枝救逆汤、柏叶汤、黄土汤、赤小豆当归散、泻心汤、旋覆花汤",言同为"血分之病,乃因阳气逼逐而然,不关阴结",故不用"芍药";芍药"能治血中气结,不能治血结",列举"桃仁承气汤、抵当汤丸、下瘀血汤、大黄甘遂汤、矾石丸、红蓝花酒等证",指出"皆为血结,非血中之气结",故不用"芍药"。最后指出,"气主煦之,血主濡之,不濡为血病,不煦为气病",所以用"芍药"治疗的"血证",临床表现"多拘急腹痛也"。

再如,邹澍在讨论"牡丹""除癥坚瘀血留舍肠胃"时指出:"癥坚瘀血有舍于脏腑之隙者,有留于经络之交者,不能尽在肠胃,惟在肠胃者为牡丹所主。"但是,如何判断在肠胃?邹澍指出"在胃必妨食饮,在小肠必妨溲溺,在大肠必妨大解",气血因结而"不能流动之气血聚而归之,故腹中既有形兼呕血者、溺血者、下血者,皆为牡丹所宜,以此类推,百无一失矣"。

(4)未有论者,讲其所以然;已有论者,推其所以然

邹澍讨论药物功效,力求讲清药物的起效机制,多结合《黄帝内经》《难经》《伤寒论》《金匮要略》等,推演其作用机制。如邹澍在研讨"茯苓"时,有感后世所言"奔豚、冲气,即《别录》所谓肾邪者也。肾邪之动有挟水者,有不挟水者,挟水者用茯苓,不挟水者不用茯苓"。但认为其解释不足,并未"推其所以然"。于是,就此进行推理研究:先举《伤寒论》苓桂甘枣汤和桂枝加桂汤,如"发汗后,其人脐下悸者,欲作奔豚,茯苓桂枝甘草大枣汤主之",此用茯苓,系"发汗动水,《难经·四十九难》所谓肾主五液,入心为汗者也";"烧针令其汗,针处被寒,核起而赤者,必发奔豚,与桂枝加桂汤",此不用茯苓,系"烧针不动水,《金匮要略》所谓从惊恐得之者也"。由于"病皆涉心",所以"茯苓可不用,桂枝不可不用",而对于"冲气",则有"伤寒,若吐若下后,心下逆满,气上冲胸,

起则头眩，脉沉紧，发汗则动经，身为振振摇者，茯苓桂枝白术甘草汤主之""青龙汤下已，多唾口燥，寸脉沉，尺脉微，手足厥逆，气从少腹上冲胸咽，手足痹，其面翕热如醉状，因复下流阴股，小便难，时复冒者，与茯苓桂枝五味甘草汤治其气冲"，可见也是"俱用茯苓、桂枝"。至于其别，则是"在吐后下后，则因中虚致水气上逆，故需术之堵御，在汗后则水气先动，冲气随之，故需五味之降摄"。然而"病终由肾，则缘证加减，祇可去桂枝，不可去茯苓"，并且"其所以用茯苓者，仍不离乎悸眩，是悸眩究系用茯苓之眉目矣"。至此，则由症及方药，其所以然均清晰明白如斯。

（5）辨惑

在中国古代对于同一问题可有多种不同认识，邹澍对一些重要命题进行了辨析。如邹澍在研讨"小麦、大麦"时，不吝笔墨对于麦的五行属性进行辨析。

首先，邹澍指出于麦的五行归属有三种观点：李濒湖之"《素问》麦属火，心谷也"；郑康成之"麦有孚甲，属木"；许叔重之"麦属金，金王而生，火旺而死"。并且，进一步指出"许以时，郑以形，《素问》以功，故立论不同""《别录》麦养肝气与郑说合，孙真人云麦养心气与《素问》合"，有人"考其功，除烦止渴，收汗，利溲，止血，皆治心病，当以《素问》为准"。然后，邹澍提出"愚谓此非确论也"，认为"麦具木火金之性"。其原因有四：其一，从麦的生长特点看，播种在"金气正王之时"，挺发在木用之季，速成于火体之时。其二，从《黄帝内经》看，《素问·金匮真言论》"东方青色，入通于肝，其谷为麦"，认为麦属木；《素问·脏气法时论》"肺色白，宜食苦，麦羊肉杏薤皆苦"，认为麦属金；《素问·五常政大论》"升明之纪，其谷麦；从革之纪，其谷麻麦；赫曦之纪，其谷麦"，这是"正以平气从其当，偏气藉其助"，而"夫岁谷者得其岁气之当而生，如升明之纪之于麦是矣"，可见麦属火。其三，从其他著作分析，邹澍转引

《淮南·时则训》：'食麦与羊'，注'麦，金谷也。'《地形训》：'麦秋生，夏死'，'注麦，金也。'《春秋说题辞》：'麦之为言殖也。寝生触冻而不息，精舍刺直。故麦含芒事且立也。'"其四，从《名医别录》主治及《伤寒杂病论》处方主治上看。《名医别录》载小麦主治"客热，烦渴，咽燥，小便不利"，属肺病；"漏血，唾血"乃心病；"养肝气"为入肝。张仲景用小麦的方剂有白术散、厚朴麻黄汤、甘麦大枣汤、枳实芍药散。其"用白术散养胎，若心烦吐痛不能食饮者，加细辛、半夏；若呕者以醋浆水服，复不解者以小麦汁服"，这是"入心而其用在肝"；治"咳而脉浮，用厚朴麻黄汤。妇人脏躁，悲伤欲哭，数欠伸，用甘麦大枣汤"，是为"入肺而其用在心"；其"以麦粥下枳实芍药散，主痈脓"，是"入肝而其用在心"。所以"夫小麦既禀清凉收肃之气，以具其外廓，谓之入肺可已。而不知清凉则火不燔，收肃则木不肆。是其体入金，用在心肝矣。及其勃然挺发，畅茂条达，以遂其长，谓之入肝可已，而不知畅茂则火用宣，条达则愤郁解，是其体入肝，用在心肺矣。乃至倏尔成实，圆浑坚绽，以底于成，谓之入心可已，而不知圆浑能和木，坚绽能益金，是其体归心，用仍在肺肝矣"。简而言之，即"麦具木火金之性"。

（6）总结疾病的常见规律

邹澍对疾病病因、病机，以及疾病发展趋势均有研究，简要列述如下。

①病因病机

邹澍对病因病机的认识，秉承《黄帝内经》。如"夫邪之客人也，必乘其虚；气之不能入也，必畏其实"，这一思想来源于《灵枢·百病始生》。"是内因者，即招外邪之根柢；外邪者，即托内因之枝节也"，则简明地指出了疾病发生过程中内因、外邪之间的关系。同时，邹澍对于病因病机也有自己独到的见解，如"邪正交搏之时，正病之暴起也，其能与正相搏，则其势方盛，其热方炽"等。总之，邹澍对病因病机的认识，则或细致入微，或角度独特，值得学习。

邹澍关于病因病机的认识，在阐述风、寒、湿、水、饮、痰、内生五邪及六淫兼夹特点时皆有体现。

其一，关于风。"夫风邪之于人，其始能令人毫毛毕直，其继能令人多汗恶风已耳。"（见"巴戟天"）

其二，关于寒。"大寒者，固密严厉之寒，火气遇之则折；微寒者，轻扬飘洒之寒，火气遇之则化。"（见"元参"）

其三，关于湿、水、饮。"湿，气也。水，质也。"（见"茯苓"）"盖湿者，弥漫雾露之气也。饮者，贮于器中者也。水者，洋溢四射者也。是故水饮有质而湿无质，然有质者由生而化，无质者由化而生，化者化之，生者发之，其治固有别矣。"（见"黄芪"）

其四，关于内生五邪。"夫阳盛而不与阴交，阴停而不从阳化，皆风也。"（见"白颈蚯蚓"）"且气血阴阳皆纲维于中焦，惟其脾输心化，方足供一身运动。然脾输赖肝之疏，心化藉肺之布；倘肺不布，则心所化之阳，淫于外而为风；肝不疏，则脾所输之精，滞于中而为湿。（见"黄精"）

"阳郁于阴，是气之虚；阴困于阳，是气之实。气虚即阳虚，气实即阳盛，是虚实皆属气，而气之虚实皆化湿也。"（见"白术"）

其五,六淫兼夹特点。"六气感人，不能纯一，其有相兼，又多殊致，故有相连此者，有相乖错者。相连此者，燥与火，湿与寒之类也。相乖错者，湿与火，寒与燥之类也。若夫湿与燥，寒与热，则终不能相兼，风则随气，皆可相混，故曰风为百病长矣。其有连比最广，近则为患最迫，远则为害最深者，莫如痹，盖痹以风寒湿三气相合而成，风以动之，寒以凝之，湿以滞之。动则目前有切骨之痛，凝与滞则刻下无举手之效。"（见"附子、乌头、天雄"）"夫湿本下溜，火则上出，湿病于下与火相合，但火能升，津不能升，故病于九窍之下者多涉湿，病于九窍之上者多联燥，理固宜然，无足怪也。"（见"檗木"）"湿必滞于内而不化之气。惟气滞于内而不化津化血，斯阳淫于外而不反本还原，此风湿是一气之不谐，非两气之互合矣。"（见"黄精"）"凡上扰者多风，则下结者为湿，内壅者惟热，则外溢者是风。臭之膻者，本属风，既已藏于根柢，则可除上冒外迸之风；味之苦者本化燥，气之寒者本已热，既已托于体质，则可除内郁下蔽之湿热，此其所致虽有两途，然湿热遏甚而拒风，风气阻碍而生湿热。"（见"白鲜"）

其六，关于痰。"痰者，阳为阴裹，阴从阳滞也，至满于胸胁以为痞，结于心腹而阻气，在内无同心协力之气以拒邪，则在外自有阴寒肃厉之气相干犯。"（见"前胡"）"痰则水为火搏而成者也。"（见"牡蛎"）

其七，病因病机。"寒热者，因阻而相争也。"（见"吴茱萸"）"恶寒者，寒之方猖。"（见"细辛"）"盖痛者，阻而不动也。"（见"吴茱萸"）"金疮痛者，经脉以血去而涩。"（见"独活、防风"）"麻曰虫行皮中，木曰不知痛处。麻为表气久虚之候，木为阳气拂郁之候。"（见"厚朴"）"彼阴阳欲相续而不通，为瘾疹作痒。"（见"蒄蔚子"）"口渴者，热只在气分，口疮则热于依形矣。"（见"大青"）"盖渴者，水气被阳逼迫欲得阴和而不能也。"（见"猪苓"）"口渴者，寒之已化。"（见"细辛"）"脑动者，寒与在上之阳战，而阳欲负。"（见"细辛"）"诸瘰之在颈腋，原以痰气不得上下故耳。"（见"莸香子"）"四肢挛者，经脉以湿酿而拘。"（见"独活、防风"）"死肌系风水痰热渐渍而致其病，关脾气之在外者。"（见"黎芦"）"悸气而为惊痫之瘛纵，吐舌之伸缩，则其患在火矣。"（见"薇衔"）"霍乱之为吐利，原以中宫不支，遂致崩溃故耳。"（见"莸香子"）"夫肠澼是病在气，下脓血是病在血。"（见"石脂"）"眴者，动之微；动者，眴之著。眴则惟己独知，动则人皆可见。当其风痰上壅，其所主之经既已跃动昭彰，人身之气血脉络无不应之，盖亦将自眴而动矣。"（见"黎芦"）"殊不知妊娠于呕为常候，以冲脉不降，致胃气逆上也。"（见"蜀椒"）

②**疾病病机与疾病发展趋势**

邹澍关于疾病病机和发展趋势的论述，散布于多处。比如关于黄疸的论述，有："夫黄疸者，湿热内蕴也。"（见"石脂"）"黄疸者，脾津被热约而不流，以致蒸盦而成者也，脾热既解，疸亦何能不除。短气，肺阴虚也。小便过利，肺火盛也。"（见"瓜蒌根"）"盖小便自利，即不能发黄，仲景固言之矣。今云小便自利，何以得成黄耶？用小建中，夫是以知芍药能入脾开结也，胃能纳受，膀胱能输泄，水谷之道一若无恙，乃病于黄，则独为脾病矣。黄者，水谷之精，郁于中而变见于外也。小便不利为黄，是水谷之气皆不化，水谷之气皆不化，是阴阳互结。阴阳互结者，其不得用芍药审矣，今小便自利而为黄，是水气化，谷气不化，水气化而谷气不化，是阴结而阳不布。食入于阴，不长气于阳，与湿热成黄，盖有虚实之判矣，夫如是，焉得不用建中，焉得不重芍药，抑非特此也。"（见"芍药"）"故血之病多在泄，泄则不流，化源反竭。"（见"阿胶"）"血被火结而成癥瘕，津被火结而为积聚，液被火结而为痈肿，湿被火结而为黄疸，其咎皆在土之不能防水。"（见"苦参"）

其他如水病、咳嗽、金创等也有相关论述，如："水之病多在停，停则不泽，反能生火，水停而生火。"（见"阿胶"）"咳逆者，风水痰热之客于脾也，举肺脾之风水痰热而尽除之。"（见"黎芦"）"以湿热下注而遗精，以精气壅遏而溺涩，精溺杂下而为浊，及以溺多而劫精，以溺塞而烁精，其源皆由脾胃之不咸。"（见"薯蓣"）"金创之为病，既伤则患其血出不止，既合则患其肿壅为脓。"（见"甘草"）

3. 释理论临床之疑惑，明病症判断之诀窍

（1）释理论与临床之疑惑

邹澍中医学理论功底深厚，在探讨中药时，常常对于中医经典，进行

深入而别有新意的解释；对于临床病症表现，也常能结合实践而清楚明了地剖析之，以下举例说明之。

邹澍在疏证"百合"时，对于"百脉一宗"进行解释。百合病，见于《金匮要略·百合狐惑阴阳毒病证治》："百合病者，百脉一宗，悉致其病也。"后世多从"热伤肺阴"解释病机。而邹澍反复玩味治疗百合病之方药，结合经典得出不同的解释。邹澍首先探索论证"百合知母汤""百合代赭汤""百合鸡子汤""百合地黄汤"方证，提出百合病"系百脉一宗悉致其病，无气血上下之偏矣"的论断。然后，引用《素问·平人气象论》"胃之大络名曰虚里，出于左乳下，其动应衣，为脉宗气"，指出"所谓百脉一宗"是指脉"最近于心，乃著邪焉"。然后分析诸多症状皆是邪着于心的表现，如"意欲食复不能食，常默默，欲卧不得卧，欲行不得行，饮食或有美时，或有不欲闻食臭时，如寒无寒，如热无热"是"心中辗转不适之状"；"口苦，小便数，身形如和，其脉微数"，是"心中热郁气悗之征"。所以，其"治法始终不外百合，则以心本不任受邪，心而竟为邪扰，则不责将之谋虑不审，即责相之治节不行"。其进一步指出："今邪阻于上而不下行，为肺之不主肃降，无能遁矣。"因为"凡溺时必肺气下导，小便乃出"，所以"欲征其愈期，亟宜验其小便"。临床上患者表现出"头中之不适，复分三等，其最甚者，至气上挂而为痛；其次则不痛而淅淅然；又其次则因小便通而快然"，就是"气挂于头"而"支结不降"之"浅深微甚"的具体表现。

邹澍在分析喘和咳逆上气的症状时，除常见的导致喘和咳逆上气的病机外，还结合实践经验分析了特殊的病机。如邹澍在疏证"竹叶"时，就借竹叶所主的咳逆上气，指出喘和咳逆上气有"风寒闭塞"，有"气不归根"，还有"微阴累阳"，正如"暑月行人在烈日之中反不喘，骤入林下稍得凉爽喘反作者是也"。如此借助临床实践，使病机的解释生动形象。

邹澍在疏证"薏苡仁"时，论及筋之软短、弛长，先举经典之矛盾，《灵枢·经筋》谓'筋寒则收引，热则纵弛'与《素问·生气通天论》所谓：'湿热不攘，大筋软短，小筋弛长'者不合"；然后指出筋的特点，"盖筋之为物，寒则坚劲，坚劲则短缩，热则软缓，软缓则弛长"，但这是"不夹湿"的情况；如果夹湿则情况不同，即"大筋横胀，横胀则软短；小筋纵伸，纵伸则弛长。遇湿遂胀，凡物皆然，特能短而不能劲，此所以与因寒而缩者异"。此解释可以作为"筋之软短、弛长"的一种解释。

邹澍在疏证"猪胆"时，对"谷肉果菜当食养尽之，倘若过之则伤其正"(《素问·五常政大论》)，及"五谷为养，五果为助，五畜为益，五菜为充"(《素问·脏气法时论》)的解释，同样一目了然。邹澍指出"五谷为养，五果为助，五畜为益，五菜为充"，其义有饮食"食气、肉味不可偏废"，先引用《论语》之"肉虽多不使胜食气"和"七十非肉不饱"(《孟子》)说明之，并指出对不同的人要区别对待。如"在强健、藜藿辈但得谷气足恃，脾胃固已旺矣。稍近膏粱者，其谷气必得助而后流动，得益而后滑泽，得充而后传化，徒恃谷气，斯有壅遏之弊矣。"邹澍进一步援引实践经验来证明之，"予尝见有先乐后苦，年高溏泄者，得肉食则便反坚；有常丰暂俭者，偶蔬食则虽饱不适；有本苦偶腴者，一得肉食，泄泻便作。可见肉食与谷气，必使剂量得中，方可无病"。

（2）明病症判断之诀窍

临床上有许多病症表现容易混淆，邹澍在深研疾病的病因、病机后，指出了一些行之有效的鉴别方法，可资借鉴。

如邹澍在疏证"虎骨"时，根据风和湿的特点，提出了对风湿挛急者判断和治疗风、湿之法。其曰："验之更有一法，风以动生，湿由动去；凡挛急之候，摇动而痛甚者为风，痛缓者为湿。"

再如，邹澍在疏证"黄芩"时，指出肺经气分有热的临床表现特点，为"肺经气分之热，必昼甚于夜也"。在疏证"牡丹"时，指出判断癥坚瘀血在肠在胃的鉴别方法是："盖在胃必妨食饮，在小肠必妨溲溺，在大肠必妨大解。"在疏证"桃仁核、杏仁核"时，指出"气水"的临床表现特点是"肿而无水，即所谓无水虚肿，为气水也"。在疏证"海藻"时，指出肠鸣在肠在腹的区别为"肠中之声必曲折断续，腹中之声必砰訇直遂"。这些方法简单明了，均值得临症时借鉴之。

4. 岐黄仲景经典对参，本经名家相互发明

邹澍的著作中，经典对参，尤重岐黄、仲景；相互发明，以《本经》《别录》为经，后世名家为纬，相互印证，发明微义。

（1）遍检经典后剖析异同，穷尽仲景方而详其功

邹澍推崇张仲景，解方论药常常遍检经典，穷尽张仲景之方，然后比较分析异同。如邹澍在讨论"干姜、生姜"治呕时，"盖尝检仲景两书，干姜治呕者一十六方，生姜治呕方亦仅与之相埒"，指出"但注不呕而用干姜者有干姜附子汤、柴胡桂枝干姜汤等方，生姜则无之。以呕而加生姜者，有黄芩加半夏生姜汤、栀子生姜豉汤、真武汤、通脉四逆汤、理中丸等方，干姜则无之"。由此可见，"干姜之治呕为兼及他证而用，生姜则专治呕"，并且"呕而不用生姜，则因与他证忌"。其原因系"生姜得夏气多，故功主横散；干姜得秋气多，则功兼收敛。横散则上逆无力，收敛则气不四驰，然姜之体性究系横生，则非特能禁其上，能禁其下，并能禁其既上且下"。所以，生姜泻心汤、真武汤"干姜、生姜并用"，至此将姜之性明晰于纸上。

再如，邹澍在讨论"附子、乌头、天雄"时，先统计"《伤寒论》用附子之方凡二十"，加附子方有二。其中，"内用生附子者，唯干姜附子汤、茯苓四逆汤、附子汤、白通汤、通脉四逆汤、四逆汤六方；六方之中，干姜附子汤、茯苓四逆汤、四逆汤三证为表病误治而致，余皆少阴自病；而

干姜附子汤、茯苓四逆汤、通脉四逆汤三证外皆有热"。邹澍认为，"凡用生附子者，无论有热无热，外皆兼有表证"《本经》附子主风寒邪气"即生附子之用，并举"白通汤""附子汤"之症治证明之。但是，在《伤寒论》中表证方药中用炮附子者，又有"桂枝加附子汤、桂枝去芍药加附子汤、桂枝附子汤、白术附子汤、甘草附子汤、麻黄附子细辛汤、麻黄附子甘草汤、桂甘姜枣麻辛附子汤"等方；分析这些方证可知，"夫诸证者皆表病盛，里病仅见一端，故方中皆表药多，仅用附子以帖切其里"；而上面的"干姜附子汤、茯苓四逆汤、附子汤、白通汤、通脉四逆汤，则纯乎里证矣，纯乎里证，仅见表证一斑，故绝不用表药，唯附子用生者以示开导解散之义，谓嫌于无表药也"。由此可以知权衡通达之道，即"重独见不重丛多"。至此，邹澍通过遍举《伤寒论》之用附子方，分析其药症，得出"凡用生附子者，无论有热无热，外皆兼有表证"，而"生附子之用，又不可泥于专治表证一面矣"。

（2）辨药物之特点，明药物使用之关键

邹澍在研讨药物功效时，采用了比较法、归纳法、剖析法等，辨明药性之特点，明确药物使用之关键。他总结得出的很多结论，值得我们学习、深思。

①用药之关键

邹澍总结的用药之关键很多，下面列举部分原文，仅供参考。

"盖仲景之用蜜，旨虽甚广，其要实在蜜煎导法中，所谓津液内竭是也。"（见"石蜜"）

"皂荚之治，始终只在风闭。风闭之因有二端：一者外闭毛窍，如风痹、死肌、邪气。一者内壅九窍，如风头泪出是已。"（见"皂荚"）

"历观吴茱萸所治之证，皆以阴壅阳为患，其所壅之处，又皆在中宫……《金匮要略》则以一语点明之，曰：呕而胸满。"（见"吴茱萸"）

"盖肾家之水与火同居，故唯与火同病之水，泽漆能化之能行之，否则不能矣。何谓与火同病？则皮肤热是也。水病者不皆皮肤热，唯皮肤热之水病，则泽漆所专治矣。"（见"泽漆"）

"总之，土瓜根之治，大率皆似通而实不通之候。"（见"王瓜"）

"盖大黄之用，惟在火结于人身实有之物。"（见"大黄"）

"可见眩因于水，乃为半夏所宜，然水在膈间则用，水在脐下则不用，此眩之宜忌矣。"（见"半夏"）

"半夏之病，是阴邪踞于阳位，阳位之邪，无论其自外而入，自内而合，凡现在所见之证，不属夫阴，则不得概用，于此不可见耶！"（见"半夏"）

"可见猪苓、泽泻能治动而不化之水，瞿麦则能治停而不行之水矣。"（见"瞿麦"）

"大凡气结血中作痛下气，在上而不见血者，用姜黄；气陷血中作痛下气，在下而见血者，用郁金庶无误矣。"（见"姜黄、郁金"）

"盖有声有物曰呕，有物无声曰吐，有声无物曰干呕。有声者有火，无声者无火，有物者实，无物者虚。实而无火者用之，《本经》所谓破积聚者也；虚而有火者亦用之，《本经》所谓温中也。是故非干呕、非吐、非呕吐者，仲景不用附子，以呕系实而有火。"（见"附子、乌头、天雄"）

"汗后下后用附子证，其机在于恶寒否，则无表证而烦躁，未经汗下用附子证。其机在于脉沉微，是则其大旨矣。"（见"附子、乌头、天雄"）

"杂证者，或起于阳，或发于阴，则五味子之用须审脉浮，断断不容孟浪。盖杂证之起于阳者多灼阴，起于阴者多消阳。灼阴而更以五味收其阴，则阴遂竭，消阳之阴更以五味收之，是诚认贼作子矣……唯脉浮不渴，乃其眼目所在耳。"（见"五味子"）

"苁蓉之用，以阴涵阳则阳不僭，以阳聚阴则阴不离，是其旨一近乎滑润，一近乎固摄。"（见"肉苁蓉"）

"是白芷之用，为其善致阳明之气于冲脉，善调冲脉之血随阳明，而其功只在去阳明之浊翳，致冲脉之清和矣。"（见"白芷"）

"是故用桃仁证之外候有三，曰表证未罢，曰少腹有故，曰身中甲错。"（见"桃核仁、杏核仁"）

"凡风热之中血分者，为牡丹所专治无可疑矣。"（见"牡丹"）

"芍药之用在痛不在满，亦以满为阳，痛为阴耳。夫然故建中芍药最重，当归芍药散尤重，职是故也……芍药能开阴结……盖芍药外能开营分之结，不能解筋骨间结；内能开下焦肝脾肾之结，不能开上焦心肺之结也……盖芍药能治血之定，不能治血之动（桂枝龙骨牡蛎汤、桂枝救逆汤、柏叶汤、黄土汤、赤小豆当归散、泻心汤、旋覆花汤，虽为血分之病，乃因阳气逼逐而然，不关阴结，故不用）；能治血中气结，不能治血结（桃仁承气汤、抵当汤丸、下瘀血汤、大黄甘遂汤、矾石丸、红蓝花酒等证，皆为血结，非血中之气结，故不用）。辨此之法，气主煦之，血主濡之，不濡为血病，不煦为气病。是以芍药所主之血证，多拘急腹痛也。"（见"芍药"）

"桔梗者，排脓之君药也。"（见"桔梗"）

"曰药物之专精者，诚非一端可尽。譬如解则无所不解，柴胡是也；散则无所不散，麻黄是也；下则无所不下，大黄是也；通则无所不通，通草是也。"（见"小麦、大麦"）

"至腹中鸣，其因亦不一，在丹参，曰'肠鸣幽幽如走水'。在桔梗，曰'腹满肠鸣幽幽'。今海藻，则曰'腹中上下鸣'。"（见"海藻"）

②药物之异同

邹澍比较研究药物之功效，剖析相近药物功效之异同，颇能发明药用之微义，下面列举部分原文，仅供参考。

治风气百疾药之异。"独风气百疾，桂枝以行皮腠，大豆黄卷以行肌肉，防风以行筋骨，柴胡以行肠胃，唯结于血脉间者，不能不用白蔹也。"（见"白蔹"）

独活、防风之异同。"故防风自上达于周身，独活则自下达于周身矣……故独活能治风，然其所治之风，是湿化风，本于阴者也。防风亦能治湿，然其所治之湿，是风化湿，本于阳者也。独活散湿以化风，然时与防风合奏散风之功；防风祛风以行湿，然时与独活协为除湿之助……独活畅水中之阳，以杜湿之根；防风通阳中之阴，即除湿以绝风之源，此所以无间久新之百节痛风，及骨节痛烦满，由于风行周身者，均可分析治之矣。独活畅阴以达阳，防风散阳以畜阴。畅阴以达阳者，俾阳出阴中以上际，其升之机藉于肝。散阳以畜阴者，俾阳依阴中以下蟠，其降之机举在肺。故曰："'金木者，生成之终始。'是独活之用在肝，防风之用在肺……大率独活气峻，防风气缓，缓者比于补益，峻者比于攻伐，补剂多自下及上，防风者偏自上而至下，是以得为补剂之佐，独活者偏自下而及上，是以专为攻剂之佐，体相似而用不同，职此故耳。"（见"独活、防风"）

桂、术、知母之异同。"阻于下者，非发散不为功；阻于中者，非渗利何由泄，此《千金方》所以用五苓散，《金匮》方所以用麻黄、附子、防风，然其本则均为水火交阻，故其用桂、术、知母则同也。桂、术治水之阻，知母治火之阻。"（见"知母"）

牡丹、桂枝之异同。"大抵牡丹入心，通血脉中壅滞，与桂枝颇同，桂枝气温，故所通者血脉中寒滞；牡丹气寒，故所通者血脉中热结。桂枝究系枝条，其性轻扬，故凡沉寒痼冷，未必能通；牡丹则本属根皮，为此物生气所踞，故积热停瘀，虽至成脓有象，皆能消除净尽，此则非特性寒性热之殊矣。"（见"牡丹"）

䗪虫、水蛭之异同。"合而推之，䗪虫之性飞扬，故治血结于下而病在上者；水蛭之性下趋，故治血结于上，欲下达而不能。其逐瘀破积两者相同，而一为搜剔之剂，一为滑利之品，唯其滑利，故能堕胎，唯其搜剔，故治喉痹结塞耳。"（见"水蛭"）

黄芩、知母、门冬、地黄之异同。"黄芩、知母、门冬、地黄，皆所以增膏靖火者也。其所著之物不一，则其所著之处亦不一。故黄芩主著肺与脾者，知母主著肺、肾与胃者，门冬主著心、肺与胃者，然诸味所治皆火，仅著津液精唾，未必涉血，其同为著于血，又同归心与脾者。唯地黄与大黄为然，特地黄气薄味厚为阴中之阴，大黄气味并厚为阴中之阳，故地黄所主是血虚火盛，大黄所主是火盛著血"。（见"大黄"）

枳实、厚朴之异同。"二物之用，厚朴偏于外，枳实偏于内，厚朴兼能治虚，枳实唯能治实，既言之详矣。若夫厚朴始终只在气分，枳实却能兼入血分，则于王不留行散、厚朴半夏汤、枳实芍药散、排脓散见之。……破阴结、布阳气，芍药能利血中之气；破热结、坠坚气，枳实能利气中之血。气利而满减，血利而痛已，此枳实芍药散制剂更狭于小承气，其效反有过于小承气者……统而言者，厚朴利气，利气之著于外者也；枳实利气，利气之悬于中者也。厚朴除满，是除胀满；枳实除满，是除坚满。枳实除满而且除痛，厚朴除满而不治痛。"（见"枳实、厚朴"）

芍药、大黄之异同。"芍药开阴结，大黄开阳结，品物迥殊，开胃和中则同。"（见"芍药"）

大黄、巴豆之别。"夫《本经》称述两物之功能，在大黄曰：'荡涤肠胃，推陈致新。'在巴豆曰：'荡练五脏六腑，开通闭塞。'已明明一则许以如水濯物，一则许以如火焰物矣。"（见"巴豆"）

磁石、白石英与白术、茯苓之别。"磁石、白石英是导肺家水气归，白术、茯苓是导脾家水气归。"（见"五味子"）

姜夏药性之别。"夫姜夏同以味辛为用，姜之性主于横散，夏之性主于降逆。"（见"半夏"）

龙骨、牡蛎之别。"龙骨之用，在火不归土而搏水；牡蛎之用，在阳不归阴而化气也。……龙骨之引火归土，可藉以化气生精；牡蛎之召阳归阴，可藉以平阳秘阴矣。"（见"牡蛎"）

参芪术草之异。"术能去湿不能滋燥，芪能充外不能充内，参草能充内且滋燥矣。"（见"饴糖"）

王瓜、瓜蒌之异同。"王瓜与瓜蒌种种颇同，故其性情亦多相近者，特栝蒌实中结蒌，子攒蒌上，故为启脾阴以奉极高之心肺；王瓜蔓上多须，根根迭接，三五相连，故为行脾精以输经络隧道。又瓜蒌之蔓光滑，王瓜之蔓粗涩；瓜蒌之子酸，王瓜之子酸苦；是其性有纯驳之分，纯者主益，驳者主行。故瓜蒌功用多在滋养，王瓜则专事通行，似适相反，然亦有相并而不相背者。"（见"王瓜"）

五味子、白术、苁蓉之异。"五味子摄上焦之药也，白术摄中焦之药也，苁蓉摄下焦之药也。"（见"五味子"）

酒、饴之异同。"曲、蘖虽皆麦所为，然曲先屑粉而后盦造，为拗折其生气；蘖浸令生芽而后磨粉，为引动其生机，然皆令消米质使成液也。酒，酿久方成；糖，片时便就。久酿者，性反迅；速成者，性反缓，何欤？夫拗折者，郁弥久而性益猖；生发者，萌旋达而气已畅，故酒为缓物之报使，糖实急剂之柔佐也。"（见"饴糖"）

芎䓖、当归之异同。"古人有治风先治血之论，岂漫然血药足以当之，盖必择辛甘发散者用之，风乃能解，则芎䓖、当归其物也。芎䓖治风陷于血，当归治风踬于血；欲血中之风上行而散者，宜芎䓖；欲血中之风旁行而散者，宜当归，以风性喜升喜流荡故也。然仲景治风不用二物，即至厥阴亦仅用归不用芎者，则以二物能治羁留之风，不能治鼓荡之风。"（见"当归"）

柴胡、麻黄、大黄、通草之别。"解则无所不解，柴胡是也；散则无所不散，麻黄是也；下则无所不下，大黄是也；通则无所不通，通草是也。"（见"小麦、大麦"）

麻黄、茯苓之别。"麻黄治水，就其在上，横开毛窍以驱之，……茯苓之化气导水，止能在直道中矣。"（见"茯苓"）

茯苓、猪苓之别。"一柔一刚，显然殊致。茯苓属阳，治停蓄之水不从阳化者；猪苓属阴，治鼓荡之水不从阴化者。"（见"猪苓"）

附子、吴茱萸之别。"据仲景之用吴茱萸，外则上至颠顶，下彻四支；内则上治呕，下治痢，其功几优于附子矣。不知附子、吴茱萸功力各有所在，焉得并论。附子之用以气，故能不假系属，于无阳处生阳；吴茱萸之用以味，故仅能拨开阴霾，使阳自伸，阴自戢耳。"（见"吴茱萸"）

③药性之特点

邹澍研究药物之特性，常能抓住药物特性之显著特点，对于药物的使用有着较强的指导意义。下面列举部分原文，仅供参考。

"黄芩所治之热必自里达外，不治但在表分之热矣。"（见"黄芩"）

"故黄芩治气分之热为专功，大肠次之；清心胃之热者，由肺而推及之；未有肺热，心胃能清者也。小肠、膀胱又因心胃既治而推及之，未有心胃留热而血能和，血不和而水道能清者也。"（见"黄芩"）

"石膏……故其性主解横溢之热邪也。盖唯其寒，方足以化邪热之充斥；唯其辛，方足以通上下之道路；唯其泽，方足以联津液之灌输；唯其重，方足以摄浮越之亢阳。"（见"石膏"）

"黄连为泻心火之剂……黄连为心胃之剂，呕吐为胃病，故后世治呕用黄连其效最捷，盖上升皆火之变见，人身之火唯欲其降，升则为病，即所谓'诸呕吐酸，诸逆冲上，皆属于火者也'……黄连既能燥湿又能清热。"（见"黄连"）

"附子之治风寒，非直治风寒也。阳气不荣，风寒侵侮，阳振而风寒自退。附子之利关节，非直利关节也。筋得寒则挛，得热则弛，筋弛而关节自舒，与麻黄、桂枝、茯苓、白术有异矣……附子之治水，非直治水也，水寒相搏为馈，是中寒非外寒也，去中寒而水无与搏矣。附子之治满，非直治满也。浊气上则胀，是阴逆非气盛也，阳见晛则阴翳消矣。此又与甘遂、大黄有异也。"（见"附子，乌头，天雄"）

"白术治眩，非治眩也，治痰与水耳。"（见"白术"）

"白术之止汗除热，非如桂枝汤之治中风，能止汗除热也。亦多系风湿相搏之证，发热汗出体痛身重者，得白术而悉蠲耳。"（见"白术"）

"术能举脾之陷，不能定胃之逆也……术能治脾胃虚，不能治脾胃实也。"（见"白术"）

"桂枝……盖其用之之道有六，曰和营，曰通阳，曰利水，曰下气，曰行瘀，曰补中，其功之最大，施之最广，无如桂枝汤，则和营其首功也……桂枝专破血虽行而结自若者也。"（见"桂枝"）

"桂枝之利水，乃水为寒结而不化，故用以化之，使率利水之剂以下降耳。是故水气不行，用桂枝者，多兼表证（如五苓散、茯苓甘草汤等是也）及悸（桂枝加桂汤、茯苓桂枝甘草大枣汤等是也）、上气（苓桂术甘汤、木防己汤等是也）、振（苓桂术甘汤、防己茯苓汤等是也）等候。不如是，概不足与也。以是知用桂枝者，仍用其和营通阳下气，非用其利水也。"（见"桂枝"）

"至补中一节，尤属义精妙而功广博，盖凡中气之虚，有自馁而成者，有为他脏克制而成者。自馁者，参、术、芪、草所主，非桂枝可施，惟土为木困，因气弱而血滞，因血滞而气愈弱者，必通血而气始调，气既调而渐能旺（小建中汤、黄连汤、黄芪建中汤、桂甘姜枣麻辛附子汤、《千金》内补当归建中汤）。此其所由，又非直一补气可概也。"（见"桂枝"）

"是故贝母者，治涎唾之药也。"（见"贝母"）

"盖麦门冬之功，在提曳胃家阴精，润泽心肺，以通脉道，以下逆气，以除烦热。"（见"麦冬"）

"盖五味子原只能收阳中之阴气，余则皆非所宜。故收阴中之阳气者，必以附子、干姜。收阴气者，必以地黄、阿胶。收阳中之阳气者，必以龙骨、牡蛎。"（见"五味子"）

"是白芷之用，为其善致阳明之气于冲脉，善调冲脉之血随阳明，而其功只在去阳明之浊翳，致冲脉之清和矣。"（见"白芷"）

"当归于阳留血分，未与血相得者，能治之；已与血相得，而成脓者，非其所司也。《本经》云，殆其始尔于阳蹻血分之痛能治之。阴气结而痛者，亦非其所司也……当归能治血中无形之气，不能治有形之气，故痈肿之已成脓者，癥瘕之已成形者，古人皆不用，独于胎产诸方，用之最多，则以胎元固血分中所钟之阳气也。"（见"当归"）

"葛根之用，妙在非徒如瓜蒌但浥阴津，亦非徒如升麻但升阳气，而能兼擅二者之长。"（见"葛根"）

"枣之治惊，但治实中之虚，虚中之虚，而虚中有实者，则其所不能任。若实中之实，又所不待言矣。"（见"大枣"）

"阿胶止能浚血之源，倘中焦无汁可化，则非其所能任。他如因热邪而畜者，热邪去而畜自行；因舍空而留者，逐其所留，道自无阻，本无藉于阿胶耳。玩大黄甘遂汤证，水与血俱结；温经汤证，已下利数十日，仍入暮发热，种种耗阴之候，乃仅唇口干燥，能终不渴。可知阿胶之用，属阴不亏而不化血者，不治血之化源涸也。"（见"阿胶"）

④常用药物配伍

邹澍研究药性，常联系不同药物之间的配伍关系。恰当的配伍，能充分发挥药物的功效。下面列举部分原文，仅供参考。

"黄芩有三耦焉。气分热结者，与柴胡为耦（小柴胡汤、大柴胡汤、柴胡桂枝干姜汤、柴胡桂枝汤）；血分热结者，与芍药为耦（桂枝柴胡汤、黄芩汤、大柴胡汤、黄连阿胶汤、鳖甲煎丸、大黄䗪虫丸、奔豚汤、王不留行散、当归散）；湿热阻中者，与黄连为耦（半夏泻心汤、甘草泻心汤、生姜泻心汤、葛根黄芩黄连汤、干姜黄芩黄连人参汤）。以柴胡能开气分之结，不能泄气分之热；芍药能开血分之结，不能清迫血之热；黄连能治湿生之热，不能治热生之湿。譬之解斗，但去其斗者，未平其致斗之怒，斗终未已也。故黄芩协柴胡能清气分之热，协芍药能泄迫血之热，协黄连能解热生之湿也。"（见"黄芩"）

"或下或未下，桂枝证不罢而喘，仍与桂枝汤；但加厚朴、杏仁，以杏仁能使上冲之气达于络脉，厚朴能使上冲之气达于表分，所以联络桂枝之解肌，俾几陷肠胃之邪，仍回营卫（桂枝加厚朴杏仁汤）。此厚朴之用与表药相连者也。虽然枳实、厚朴皆与桂枝相连，枳实则连柴胡，不连麻黄；厚朴则连麻黄，不连柴胡，何也？盖连桂枝者，欲其下气散饮，此枳朴皆有之功能。连麻黄者，欲其横出开表；连柴胡者，欲其通中泄里，以枳实无横出之权，厚朴无直达之技也。"（见"枳实""厚朴"）

"阿胶随芩连，是化阴以济阳；随术附，是和阳以存阴。名曰益血，实以导液，亦一举而两利存焉者也。"（见"阿胶"）

"大率姜与枣联为和营卫之主剂，姜以主卫，枣以主营。"（见"大枣"）

（3）由方而药，由药而方，参以经典，释方之功效，辨类方之异

邹澍研究本草，超越本草；常常由方而药，由药而方；参以经典，反复对比、剖析；详解药物、处方，明其所以，辨其差异。

邹澍在"黄芪"节讨论"黄芪止汗、发汗"时，先申明"黄芪非止汗也，亦非发汗也"，然后引用经文分析其止汗机理。如"营卫和汗自止"，发汗径引经文："诸黄家，但利其小便，假令脉浮，当以汗解，宜桂枝加黄芪汤。"指出"夫脉浮为病在营卫，既以桂枝汤和营卫矣"。进而，分析黄

芪在方中之作用不是为助发汗，"盖桂枝能逐营卫中邪，不能益营卫中气；能通营卫之流，不能浚营卫之源。病暂者，治其流则已；病缓者，必追其源，是故发汗仍有桂枝汤在。其用黄芪，非助发汗也"。其援引"防己茯苓汤证，曰水气在皮肤中；桂枝加黄芪汤证，曰如有物在皮中状"，得出黄芪是治"皮肤中病"的结论；又进一步提出疑问"阳明病，反无汗，其身如虫行皮中状"，为何不用黄芪？随后，邹澍解释："皮水、黄汗病本在外，脾胃中气无所堵塞。若阳明病系胃家实，是内实外虚，彼用黄芪，是治内虚外实，与此适相反，不可用也。"至此，黄芪组方条文中"当以汗解"与黄芪之作用已经明晰。

再如，众人皆知"栀子为治烦要剂"，但是"仲景治烦不必以栀子"，其原因何在？邹氏指出："盖烦非一类，所当审察辨明而后栀子之用可无误也。"进而指出，"病在表有烦热，在里有烦躁，与栀子所治之烦天渊"。如张仲景之"小建中所治之烦悸，小柴胡所治之烦呕，瓜蒂散所治之烦满、饥不能食，黄连阿胶所治之烦不得卧，猪肤汤所治之下痢、咽痛、胸满、心烦，乌梅丸所治之得食而呕又烦，桂枝所治之解后复烦，白虎所治之烦渴"，均与栀子所治之烦有别。栀子所治之烦，是"发汗、吐、下后，虚烦不得眠，若剧者，必反复颠倒，心中懊憹"，亦即"发汗吐下后，是阳邪内入"导致的"胸中烦满而不硬、不下痢者"；其他"阳邪内入，不因汗吐下后，则为里实"，治有"阳明病，不吐不下，心烦者，可与调胃承气汤"；如若"汗吐下后，有干呕烦者，有脉浮数烦渴者，有胸满烦惊者"，则又非栀子所宜。至此，邹澍将"仲景治烦不必以栀子"，分析清楚。

邹澍在"薏苡仁"中讨论了"胸痹缓急者，薏苡附子散主之"，通过旁征博引，缕析款曲，详解其差异。邹澍先抓住"缓急"二字，指出后世注家"或指为筋之引纵，或指为痛之休作"，皆有不妥。因"痛仅胸痹中一证，胸痹者不必尽痛，筋之系头项手足者，即为引纵，未必竟由胸痹。胸痹而并有筋病，亦非引则纵，非纵则引，又未必乍纵乍引，故注缓急者，当阐明缓急之故，确指缓急之据，然后其证可得而明也"。进一步指出，胸痹缓急在《素问》《灵枢》没有直接论及，但是在《寒热篇》有"阴跷阳跷，阴阳相交，阳入阴，阴出阳，交于目锐眦。阳气甚则瞋目，阴气盛则瞑目"。《难经·二十九难》曰："阴跷为病，阳缓而阴急；阳跷为病，阴缓而阳急。"由此可见"二跷之缓急系于目矣"；《经筋篇》有"足阳明颊筋有寒，则急引颊移口；有热则筋弛纵，缓不胜收而为澼，治之以马膏。膏其急者，以白酒和桂涂；其缓者，以桑钩钩之"。由此可见，"阳明之缓急系于口矣"。巢元方认为"寒气客于五脏六腑，因虚而发，上冲胸间则胸痹。甚者，肌肉苦痹，绞急如刺，不得俛仰"。综上所述，可知"夫阳明之口颊，未必一中于寒，一中于热，左右并时也。必其寒中于左，逼热于右；寒中于右，逼热于左，故一缓一急，同时俱发耳。然则五脏六腑之寒气，因虚而上冲于胸膈间者，何能不冲于此，逼热于彼乎！寒冲于左，逼热于右，则左急而右缓；寒冲于右，逼热于左，则左缓而右急"。由此可知，薏苡附子散之"薏苡固不能驱上冲之寒，而附子确足以助被逼之热，故不稍杀其热，则附子之治寒不专；不振散其寒，则薏苡之清热难恃。且薏苡原能下气，附子本以逐痹，寒既自下而上升，故下气之物不嫌倍于逐痹，热缘被逼而偏驻，故逐痹之物何妨峻于下气"。至此，结合经典及各家所论，将薏苡附子散分析透彻。

邹澍讨论药物功效时，常常选用同方而不同症者和不同方而同药者，比较异同，条分缕析，分析药物的作用。如邹澍在研讨"阿胶"时，先举猪苓汤之条文"阳明病，脉浮，发热，渴欲饮水，小便不利"；"少阴病，下利，咳而呕渴，心烦不得眠"。其相同症状为"渴"，但随后指出"五苓散无阿胶亦能治渴"，又提出"阳明病猪苓汤证有'怵惕，烦躁不得眠'，少阴病又有'心烦不得眠'，再证之以'心中烦不得卧'黄连阿胶汤用阿胶"，意指"阿胶当为不得眠设"。但是，随后又指出治不得眠而不用胶者有治"有火无阴"之"栀子豉汤"，治"阴虚有火"之"酸枣仁汤"。然后分析曰："人卧则血归于肝，血以枯涩，不归肝者有之；血为火扰，不归肝者有之。若阿胶所主，则有化血之物停而不化，反致无血归肝者也。"又列举"猪苓汤证有发热，温经汤证暮即发热，白头翁加甘草阿胶汤证亦应有热，鳖甲煎丸证寒热不止，则发热亦可谓应用阿胶之证耶？温经汤证，至唇口干燥，且不言渴；黄连阿胶汤证，至用芩连，亦不言渴；炙甘草汤迭用滋补，并不言渴"。至此，将"渴者非用阿胶之据"这一结论剖析清楚。

（4）发先贤之未知，释后世之新用

邹澍虽然推崇经典，但是并不排斥后世发现的药物新功效，且对其进行分析解释。

如在讨论"楝实"时，邹澍指出"后世专以之治疝"，并指出疝是"阴缚其阳，阳困于阴"，所以"阴既戢而阳得伸，阳垂和而阴已布，亦无非赖小便之利，水道之通"，这即"其止上下部腹痛义"。

再如，在《神农本草经》《名医别录》中，茯苓之主治本无眩，而邹澍认为茯苓为治疗眩悸之主剂。邹澍在讨论茯苓的功能时，从主"卒呕吐，心下痞，膈间有水，眩悸者"的"小半夏加茯苓汤"开始，分析出"能行水而止眩悸者，其惟茯苓乎！"并进一步用"苓桂术甘汤、葵子茯苓散，皆以茯苓治眩"佐证之，结合"太阳病，发汗，汗出不解，其人仍发热，心下悸，头眩，身𥆧动，振振欲擗地者，真武汤主之"，以及茯苓桂枝甘草大枣汤、茯苓甘草汤、理中丸，可知"茯苓为眩悸之主剂矣"。

邹澍又进一步对比了桂枝甘草汤、小建中汤、炙甘草汤、四逆散之治悸用桂枝，以及半夏麻黄丸之治悸用半夏，与用茯苓之治悸之不同。指出"夫悸之用桂枝与用茯苓，有心中、心下之分"，用桂为心自虚，而用茯苓则是水饮所致；"其用半夏与用茯苓，又有膈间、脐下之异"。同为水饮，在膈下用半夏，在脐下则用茯苓。可见悸不是必用茯苓之症。而其治眩，有泽泻汤之"心下支饮而冒眩"，葵子茯苓散之"妊娠，水气，身重，小便不利，洒淅恶寒，起即头眩"两者，均系水气，"身重，小便不利"为水饮在下，"心下有支饮"自当为水饮在上，故"茯苓、泽泻之治眩，又显有上下之别矣"。而"悸与眩之病根在心已下者，皆为茯苓所宜"，这也正和茯苓由脾及肺之性。

5. 尊古而不泥古，批判继承存疑

邹澍推崇《神农本草经》和《名医别录》，对于古人对药物功效的认识赞同者十之八九。邹澍的本草著作，也是围绕《神农本草经》和《名医别录》的论述进行编撰的。后世注《神农本草经》的医家颇多，邹澍对此多有研究，对于论述恰当者径直采用，甚则有不易一字者；对于有异议者则诘难其解释，广证博引，以辨析之，以佐证和阐明自己的见解；对于难以给出令人信服结论者，则不予强解，而是直陈己之不知；对于药物品种、功效，能够给予明确无误之答案者，即在书中有理有据地进行了甄别研究。

（1）吸收前人成果，择其善而从之

邹澍推崇《神农本草经》和《名医别录》，广泛研究后世医家对于药物的认识，择其善者而从之。如邹澍在讨论"蘗米、麦蘗、穬麦蘗"时，认可卢子繇的观点，全篇引用卢子繇之说而不易一字。再如，研讨"马勃"之功效时，邹澍认可刘潜江之说，予以引用，言"五六月时，火土极盛，百昌踊跃，既倾尽底里矣。即已腐已化者，偶有生气遗留其间，亦乘之以成形。弹之粉出，可知偶然假聚，不久仍归消化耳。故藉以对待浮而在上，偶寄而未即化之证，使归于无何有也，斯为妙于取裁"。这些均显示出邹澍"择其善而从之"的治学态度。

（2）诘前人之解释，剖药品之功效，发药用之微义

邹澍研究药物的形成、变化，辨析药物的功效，有通过研讨历代文献

中对同一问题的不同看法而提出诘疑，然后逐步剖析，阐发药效；有通过研讨药物的形成过程，辨析药物的功效；亦有通过分析《神农本草经》和《名医别录》描述药物功效的词语，结合自然之情形分析、阐发药用之微义。

如邹澍在讨论"羊肉"之功效时，首列《素问·金匮真言论》所云"南方赤色，入通于心，其畜羊"，以阐明羊为火畜；然后又引《周官》六畜之分隶"司徒主牛，宗伯主鸡，司马主马及羊，司寇主犬，司空主豕"，进一步证明羊为火畜。而后提出诘难"马亦隶夏官，同为火畜，非无血肉"，为什么不能和羊肉一样治疗虚寒而补形体？再引《贾子·胎教篇》所谓"羊为西方之牲"，《淮南子·时则训》注"羊为土畜"，《吕览·孟春》注"羊属土"等。这些矛盾如何解释？邹澍引用《周易》，结合《伤寒杂病论》及《五行传》等，对此进行了分析。邹澍曰：《易》兑为羊，兑之为卦，二阳在下，一阴居上，阳牵于阴，虽奋而不刚，阴比于阳，柔和而力厚，象羊之性，抵很难移（《易》夬注，又《史记·项羽本纪》'很如羊，贪如狼'）。羊之体驯扰易制，为发于火，充于土，其究为适口可悦之物，故首主缓中。"然后指出"缓者急之对"，而"急即仲景所谓寒疝、胁痛、里急、产后腹中痛疗者"，其起效机理是"藉其阳足以抶阴，而阴仍比阳，不受阳之伤也"。并且，进一步分析羊的生长特点为"西北弥寒，生羊弥丰肥，南方所生则瘠而味劣"，所以"能于虚劳寒冷中补中益气，藉其气之生长宜于寒也"。而"胎生之易者，无逾于羊"，所以"又主字乳余疾，字乳必伤血肉，乃有余疾，藉血肉之充以补之也"。引用《五行传》注"羊畜之远视者"以说明"羊目无神，反有远视"，是"其阳直达于上，以与阴济而能远烛"。所以"主头脑大风、汗出，藉其阳能和阴，不使阳加于阴也"。从而，使人对羊肉功效的理解更加深入。

再如对"琥珀"的分析，先论述众人的认识，"松脂能流入地，遂可谓通五淋乎！琥珀自黄变赤，遂可谓消瘀血乎"；然后直陈"浅之乎论琥珀矣"。也分析指出"松脂入地，千年乃成琥珀"，而"松脂为物，遇热能流，得火能燃，唯沦入地中，日久化成。其能燃之性被水养而至难燃，能流之性被土养而至难流，遂火化为色，水化为光。故其殷赤是火丽于水也，其晶莹是水凝于火也"，而淋是"火阻水而成"，瘀是"水违火而为"，所以"消瘀血非行瘀血，通五淋非利小便。曰消，则可见能化死为生；曰通，则可见能使止为行，是故欲知非行瘀非利水之故"。琥珀之"消瘀血，通五淋"之功，"必在五脏不安，魂魄不定中，施其作为，而后此义可明"。

又如邹澍在研讨"白敛"时指出："昔人多谓白敛以能敛疮得名，此义终觉未妥。"邹澍分析曰："夫痈肿疮疖，或有当敛而解者，结气不可敛而散也；热不可敛而除也；带下赤白不可敛而止也。"然后又指出从形、色、味出发的一种不恰当的解释："其根色白属肺，气平属金，味苦象心，赤蔓象血脉，得无与肺朝百脉之义合否！盖尚未然，若众赤蔓共成一白实则合矣。众白根共生一赤蔓，又可以为肺朝百脉乎！"最后，邹澍选择从生长季节（白敛二月生苗，五月开花，七月结实）进行剖析。其引用《素问·四气调神大论》"秋三月，此为容平"，指出"容平""正合敛字之意"。进而分析曰："盖方经夏三月，散发已极，如人意得志满，诸事为所欲为，一旦遇尊严有道之人，不自知其不能肆意遂志，而心为之敛，气为之消，容为之平，此岂有道之人呵叱之束缚之，而使之然耶！今夫凉飙倏动，暑意默消，鸣蛩吟阶，白露被野，向日盈溢之沟渠，溽润之土地，又孰使之不涨，又孰使之净洁，推其故，则谓之诸物就敛，然敛之为敛，果可与聚敛、厚敛同日语哉！不得已以一字解之，曰肃。"指出"暑热之气壅于血，则为痈肿疮疖；壅于气，则为结气；壅精明之光耀，则为目赤；壅神气之游行，则为惊痫；壅营卫之周流，则为温疟。内与血壅，则为阴中肿痛；内有湿壅，则为带下赤白"。所以，"肃者，清肃也。清肃气振，则暑热自消，结聚自解"。邹澍认为，"莫非凝血脉之流行而然，是则清肃之白气累累者，不一贯通于赤蔓之中，以消散其蕴隆，开解其菀结"，这才是《本经》白敛主治之义"。

（3）知之为知之，不知为不知，是知也

由于《神农本草经》和《名医别录》时代久远，有些药物已经不为后人所知，邹澍并没有强释之，而明言自己的不知，这也是我们需要学习的治学精神。

如邹澍在疏"陆英、蒴藋"时，直陈"蒴藋或谓即是《本经》陆英，或云非是。濒湖氏亦不能主持其说，今疏《本经》陆英如右，而附以《别录》蒴藋条，既不能的指其物，世又并无用者，姑从阙疑"。再如，邹澍疏"衣鱼"时，对于《神农本草经》之"项强背起摩之"语，直陈"至摩项强背起，不明其故，不敢强解"。

（4）辨后世医家之非，甄别药物品种功效

由于时代变迁、地域变化，对于药物的认识难免会发生改变。有些改变体现的是医学的进步，对于药物品种、功效的正本清源，始终是中医人努力的方向，邹澍在著作中就有理有据地对许多药物进行了甄别。下面举例说明。

①明李时珍诸豆蔻及草果之误

邹澍在"杜若、豆蔻、肉豆蔻、白豆蔻"中，指出李时珍混淆草果和草豆蔻，以致后人认为草果之主治就是草豆蔻之主治。但其仔细研究草果，发现"其味极辛，其气猛而臭似斑蝥"，故指出用草果"驱脾胃寒湿郁滞，辟岭南瘴疠犹可，若属以温中、心腹痛、呕吐，用不胜任"，会削伐人体元气，提示使用者注意。

②审方研药，辨葱茎、葱管之误

后世使用药物发生了变异。邹澍通过研讨张仲景用药，剖析辨别其真。

在讨论"葱实"时，邹澍遍检张仲景用葱者"凡五处，在白通汤、白通加猪胆汁汤、旋覆花汤皆但曰葱，至言其数则曰几茎，亦可知即《本经》之葱茎矣"。而在《神农本草经》葱茎之下，"《别录》即紧注之曰葱白，则五方所用均葱白也，更夷考《本经》《别录》四目，则葱白者，下不连根，上须去管，何则？以别着根而其名为白，则必不兼用其青也"，进而指出"今之用旋覆花汤者，动曰葱管，积习相沿，盖不知何人作俑矣"。

③循经研症，明桔梗入肾之误

邹澍在"桔梗"中研论了桔梗的归经问题，指出：后世道家，如王海藏、李东垣、朱丹溪"皆谓桔梗入肾"。究其因当是"仲景治少阴喉痛"，实际上"桔梗主喉痛，仍是治肺，非治肾也"。研究经脉走行可知，"足少阴直者，从肾上贯肝膈，入肺中，循喉咙，挟舌本，支者从肺注心中"。所以"肾家邪热循经而上，肺不任受，遂相争竞，二三日邪热未盛，故可以甘草泻火而愈。若不愈是肺窍不利，气不宣泄也"。此时可以用"桔梗开之，肺窍既通，气遂宣泄，热自透达矣"。并且，经曰："咳而胸满，振寒，脉数，咽干不渴，时出浊唾腥臭，久久吐脓如米粥。"此非气停，即是饮停，"饮停即热生，气血为之溃腐耶！亦主以桔梗汤，而注其效曰：再服则吐脓血"。此即"火清则热行，气宣则腐去"。由此可知"肾家之热为肺所阻者，其一端也"。

④究芫花之色性，补前人之不足

邹澍在讨论"芫花"功效时，认可张隐庵的说法："草木根茎之在下者，性欲上行；花实之在上者，性复下降，此物理之自然也。芫花气味辛温，花开赤白，禀金火之气化，主行心肺之气下降，故治咳逆上气，喉鸣而喘，以及咽肿而短气。禀火气，故治蛊毒、鬼疟；禀金气，故治疝瘕、痈肿。辛温有毒，故杀虫鱼。"但是，邹澍认为其亦有不当之处，"惟以开花赤白为禀金火之气，犹为牵合，以花不止赤白两色也"。邹澍认为，花实枝叶的特点是"夫开花成实者，收藏之气也。生枝发叶者，生长之气也"。一般而言，植物是先生长后收藏，而"芫花独花实在前，枝叶在后，偏具收藏于散发之先"。这是芫花"以敛降为体，开解为用"的表现，这正是"与肺合德，主肺病最多（肺在极上，所主皮毛又在极外，乃偏属金而主收藏。咳逆上气，喉鸣，喘，咽肿，短气，皆肺病也）"。而得火气，则是"其发叶生枝""而当火令之始"。此从生长角度，解释了芫花"禀金火之气化"。

⑤研黄芩之性，辨洄溪之误

邹澍在"黄芩"条中，先引徐洄溪语："金之正色白而非黄，但白为受色之地，乃无色之色耳。故凡物之属金者，往往借土之色以为色，即五金亦以黄金为贵，子肖其母也。草木至秋，感金气则黄落，故诸花实中，凡色黄耐久者，皆得金气为多。"但邹澍认为，"黄芩"不以为然，其从人体脏腑特点入手讨论"黄芩"之用，指出"按人之脏腑中空者，惟肺与肠胃。黄芩中空色黄，恰有合于金与土之德，其生苗布叶，开花成实，皆当阳盛之时，则其性属阴，其气薄，其味厚，故又为阴中之阴。气薄则发泄，味厚则泄，故不为补剂而为泄剂"；而"肺主气，泄肺者无非泄气分之热；肠胃主通调水谷，泄肠胃者，无非泄水谷中湿热。血者，因气调而行，因气滞而阻"。所以，黄芩之作用，"凡气以热滞，致血缘气阻者，得气之调则行，此黄芩之专司也"。显然，邹澍之解释也有不当之处，如"人之脏腑中空者，唯肺与肠胃"，是说即有不确。我们不能苛求古人，但古人认识药物和人体健康与疾病关系的思维方法，可为我们今天的研究提供思路。

6. 文献实践并举，博学深邃严谨

邹澍刻苦好学，学识渊博，通晓天文、推步、地理、形势、沿革、小学、诗文；生平以治学自娱，治学严谨，广征博引，结合实践，研究认真，考究有据。

（1）精于小学，攻于文字，博古通今，间有发明

邹澍精于小学，文字功底深厚。所以，研讨经文时，常能深入进去而不流于附会，对于许多字词的理解更能反映文献的本义。

如邹澍在研讨"滑石"时曰："《本经》于药之去病，不肯轻用荡字，惟大黄、巴豆、滑石则有之。"进而对"荡"字进行了分析，分别引用《释名》释言语："荡，荡也，排荡去垢秽也。"《文选》西京赋薛注"动也"，左僖三年贾注"摇也"，《汉书》丙吉传注"放也"，《后汉书》冯衍传注"散也"。进一步从"辞气间分轻重"，则有"荡练（巴豆）、荡涤（大黄）自应作排荡观"。如果只说"荡，则动摇放散之谓矣"。并且，巴豆"开通闭塞"，荡练"能遍五脏六腑"；大黄"推陈致新"，荡涤能及"肠胃"，两者"皆实有物堵于其间"。而滑石"荡胃中积聚、寒热"，此"但曰积聚，则尚似有其物者。乃积聚之下，即紧承曰寒热，是决以有气无形视之矣"。由此得出滑石"去有气无形者，而命之曰荡，谓非动摇放散之义可乎！"再如，在"硝石、朴硝、芒硝"中，邹澍指出："盖涤者溥词，如大黄之荡涤肠胃，是在肠胃之病，无不荡涤净尽。特彼曰荡，则有动之义；今祇曰涤，则仅浣濯之而已。以明凡病不受泛治者，不得用也。逐者单词，如干姜之逐风湿痹，山茱萸之逐寒湿痹，地黄之逐血痹，黄芩、苦参之逐水，白头翁之逐血，水蛭之逐恶血，皆特指一节，示不他及，则此亦仅能于六腑中，去积聚之结固留癖者，以明凡病散而未结者，不得用也。"是以将"荡""涤""逐"等字义分析至深。

再如，邹澍在讨论"心烦"节中研讨了对"躁"的解释，结合临床表现将其推演得丝丝入扣。邹澍先援引文献对"躁"的解释：《淮南子·主术训》注"躁之训为动"，《淮南子·原道训》注"为狡"，《广雅·释诂》"为疾"，《论语》季氏集解引郑注"为不安静"，《荀子·富国》注"为暴急"，《周书·谥法》"为好变动"，是以将文献对躁之训解列出。然后分析曰："是

烦为心动，躁为体动；心动犹是阳不容阴，体动则是阴不容阳，故且烦且躁者虽系死征，犹有可救，若仅躁不烦，则阳亦无以自容。"并引用经文证明是说，引用经文有"阳微，发汗则躁不得眠""少阴病，不烦而躁者，死""伤寒，发热，下利，厥逆，躁不得卧者，死""脉微而厥，肤冷，躁无暂安时者，为藏厥"，均是"必死之证"。由此，邹澍认为，"躁之义，更有如物既燥，乃动而飞扬者（《释名》），则系阳不浃阴，阴不入阳，阳燥而欲飞动，阴非特不能使之摄纳，且将进而逐之矣"。

邹澍在"酸枣"中对"寐""眠""卧"的辨析也卓有特色。其先述原文"心中烦，不得卧，黄连阿胶汤主之""虚烦，不得眠，酸枣仁汤主之"。提出问题："同是心烦，同是不寐，两方无一味之同，岂不得卧、不得眠有异耶！抑心中烦与虚烦固不同耶！"然后引用文献："夫寐，谧也，静谧无声也（《释名》）。眠，犹瞑也（《后汉书·冯衍传》注，《玉篇》眠，瞑同）。泯也，泯泯无知也（《释名》）。卧，犹息也（《后汉书·隗嚣传》注），僵也（《广雅·释诂》）。"进而，分析"寐""眠""卧"的不同表现以及病机差异，指出："是寐者能卧而未必安静，眠者且能熟寐而无知，不得卧则或起或寝，并不能安于床席矣。于此见虚烦不得眠，虽亦静谧，但时多扰乱也。心中烦不得卧，则常多扰乱，且不得静谧矣。夫寐系心与肾相交，能静谧而时多扰乱，乃肾之阴不继，不能常济于心。常多扰乱而不得静谧，乃邪火燔盛，纵有肾阴相济，不给其烁。"

对于《神农本草经》原文的分析，如对"干姜"的分析："味辛，温、大热，无毒。主胸满，咳逆，上气，温中，止血，出汗，逐风湿痹，肠澼，下痢，寒冷腹痛，中恶，霍乱，胀满，风邪诸毒，皮肤间结气，止唾血，生者尤良。"文后有"生者尤良"句，邹澍诘问以上主治"均生者优于干者耶"，抑或是"以生者不便致远久藏，姜非随地皆产，故概之曰干姜，可为不产姜处法耶"。然后，邹澍结合张仲景之"生姜泻心汤中，生姜、干姜并用，真武汤有生姜，又可加入干姜"，解释："《本经》干姜主治当分作两截读。曰'干姜，味辛，温。主胸满，咳逆，上气，温中，止血'为一截。'出汗，逐风湿痹，肠澼，下利，生者尤良'为一截，以是合之仲景之用生姜。"这种解释符合《伤寒杂病论》，也更符合现实。

（2）治学严谨，遍寻诸家

邹澍不仅对于文字的考究遍寻诸家，对于药物功效的研究也同样如此。如关于"猪肤"的研究，邹澍先言"猪肤缘本草不载，说遂多歧"，进而引用诸家之说。如：方中行认为"宜用燖猪时所起皮外毛根之薄肤"；喻嘉言认为"驳之者谓其签劣无力，且与熬香之说不符，宜用其外皮去内层之肥白"。对于其功用，张隐庵、张令韶认为其"肤周于身，水以济火，能内通外达"。方中行认为"其性寒，故能退热散邪"。周禹载谓"能润燥"。程郊倩认为"能滋土"。成无己、尤在泾认为"其除客热"。柯韵伯认为"猪之津液，在病能治上焦虚浮之火"。甚至，有魏念庭认为"其入肾滋阴，透表散邪"。邹澍列举诸家之说后指出："清利肥甘之物，滋润或有之，通利或有之，谓退热散邪，则断不能通者也。"邹澍进一步结合少阴病大承气证，指出"猪肤在少阴则清入肤内燥，在阳明则调谷气之实；合白蜜，在少阴则除心腹之邪，在阳明则增肠胃之液；其用白粉，正犹调胃承气之用甘草，原欲猪肤调谷气之实而推送之，遂以谷气之精者令先与之相得，使协成厥功也……夫少阴下利，兼烦者有之，兼咽痛者有之，未有兼胸满者。以胸满，故知其涉阳明也。且少阴通篇无满字，惟猪肤及大承气汤证有之，尚不可为据欤！以是观之，则猪肤之用，仍不外乎猪膏，特较之猪膏，则轻薄而及外耳。"由此可见邹澍治学之严谨如斯。

（3）研究认真，考究有据

邹澍治学认真，对于《神农本草经》和《名医别录》之分析，详实有据。

如在"李核仁"讨论中，邹澍指出：《名医别录》所载李核仁主治，李时珍将其改为"僵仆、蹉折、瘀血、骨痛"。邹澍"编订宋元椠本及《千金翼》，均与今大观本同"，然后引《广韵》"跻，同隋"，《书微子》"今尔无指，告予颠隋"，马注"隋，犹坠也"，言因升高而坠也。又曰："僵仆跻者，所以别于踬与蛤也。"然后得出："踬与跲，即今所谓倾跌、蹉跌也。"指出"倾跌、蹉跌"的特点是"曲身或侧身着地"，而"僵仆与登高而坠"的特点是"俱直身"；现实中"凡人至跌，无有不曲身侧身"，能自立者"必眩晕，昏昧不自知也"，而"从高下堕，不自主也"，这是"僵仆跻之跌与倾跌、蹉跌之跌"之异。在气血表现上，"委屈以思自免者，其气血聚而遭震惊以散，则其伤与瘀反甚；不自知不自主者，其气血虽有宿恙，而不震惊，则其伤与瘀反不甚"。进而，"援以杏核仁、桃核仁之例"，以李核仁"为肝之果，而其用在脾"，所以"唯其入脾，故实能调中，唯其味甘苦气平，故除中宫痼热；而根则其所自本，凡花实核仁，莫非由此而发；且萌蘖于极寒之时，是其性必有所同然，故为大寒。大寒之物而主运津上升，故主消渴与心烦逆。津不随气，斯气急促而奔突，故又能主奔气，仲景于贲豚汤用甘李根皮佐最重之生葛，以运津而缓气之逆，其义盖取诸此"。

再如，讨论生姜、干姜之用时，邹澍由《伤寒杂病论》《备急千金要方》等所载方剂析寒与冷，揣呕、咳用生姜、干姜之因。先罗列《伤寒杂病论》方用生姜、干姜之加减变化。如"小柴胡汤，咳者去生姜加干姜；生姜泻心汤，干姜、生姜并用；真武汤，下利者加干姜。《金匮要略》以姜夏为剂，用生姜者，名小半夏汤、生姜半夏汤；用干姜者，名半夏干姜散，是干姜、生姜之条理明晰者也。当归四逆汤证，若其人内有久寒者，加生姜；理中丸，寒者更加干姜；厚朴七物汤，寒多者加生姜；当归生姜羊肉汤，若寒多者更加生姜"；《备急千金要方》用生姜、干姜之加减变化"治妇人虚损，甘草丸，胸中冷者增干姜；治诸风，金芽酒，冷加干姜；《肝脏门》

巴戟天酒，腹中冷加干姜，先患冷者亦加干姜；《肾脏门》五补丸，冷加干姜"。邹澍通过以上诸条分析总结曰："曰寒者，多用生姜；曰冷者，多用干姜。寒与冷古今无异诂，以愚意度之，则散者曰寒，着物者曰冷。总而绎之，则干姜可代生姜，生姜不可代干姜，其故何也？夫调可常也，守可常也，散不可常也，走不可常也。"所以"呕者多用生姜，间亦用干姜；咳则必用干姜，竟不得用生姜，盖咳为肺腑病，肺主敛不主散也。"

（4）实践出真知

邹澍在研讨药性时，运用多种方法。结合实践的方法就是其所采用的一种。邹澍常亲试之，或者选用有确证者，以研究药物之功之性。举凡邹澍三书，计有六处，简单分析以寻求邹澍之思维。

浣猪肠者，以矾揉之，取其杀涎滑也。腌莴苣者，以矾拌之，取其劫黏汁也。搅浊水者，矾屑掺之，则滓自澄而下坠。制采笺者，矾汁刷之，则水不渗而之他。凡一切花瓣渍之以矾，则花中苦水尽出，花之色香不损。凡欲木石相连者，熬矾焊之，则摇曳不动。盖缘矾之为物，得火则烊，遇水即化。得火则烊，故能使火不入水中为患；遇水即化，故能护水使不受火之患。（见"矾"）

邹澍研习矾的作用，得出矾的特性为"得火则烊，遇水即化"；进而分析得出其因系"得火则烊，故能使火不入水中为患；遇水即化，故能护水使不受火之患"。就成功地将现象转化成矾对水火的作用，也就解释了矾之所以能影响到人体之水火关系，起到治疗作用。

友人陆君子全，幼时畜此为戏，具言其干时黄菱拳曲，绝无可爱；但渍之水中，则挺发森秀之概，扶摇动荡之致，蒨翠苍碧之色，片晌间炫目惊人；及去水令干，黄菱拳曲犹故，屡渍屡干，不为败坏，且徐氏《药对》谓其生于立冬，为桑螵蛸、阳起石使，是其能于至阴中，熨帖以醒阳；于至阳中，委曲以和阴。试观《本经》《别录》所主，何莫非阴中之阳不达，阳中之阴不顺耶！则是物为体阳而就阴，用阴以起阳，无疑矣。（见"卷柏"）

邹澍通过卷柏对水的反应，体会出卷柏对于阴阳的反应和影响，进而指出其能"体阳而就阴，用阴以起阳"，阐明其对人体的影响。

予家有薯蓣一本，茎长至三四丈，春夏绿叶扶疏，届秋垂实累累者，有年矣。会辟地治室，乃掘去之，根大如臂，攀砖附石至三四尺，究未穷其所止，蒸而茹之，甚甘美。因是悟古人所谓种薯蓣者，先杵地作孔，则薯蓣随孔之大小以为大小，是欲其肥不欲其长也。若野生者，随地下之隙而直下焉；迨年月深久，仍能横扩为肥；入药取此，即以其入土深，善附砖石耳。其为物也，有皮有筋，而肉最胜，又皮黄肉白，筋即仿其肉之色，又可悟其致厚肉之气于皮，以为之体而合皮（本为肺主而属金，色黄则土金相生而和合矣。）与肉（本为脾之所主属土，色白亦为金土和合。）之气，致之于筋，以为之用。肺者气之所由行，肝者力之所由作，气与力之受益，其端皆系于能补中，而肉最厚之物，此不可谓"补中，益气力，长肌肉"乎！（见"薯蓣"）

邹澍通过对薯蓣生长状况及其皮肉筋情况的观察，得出薯蓣之肉最胜。而同气相求，"肉最厚之物"正有"补中，益气力，长肌肉"之功。

一切布帛凡着油污，即屑滑石其上，炽炭熨斗中烙之，油污遂尽，布帛竟能无迹，此与天门冬之接水浣缣素同。第天门冬仅能令缣素柔白，此则无论何色均堪复故，且一用水一用火，故天门冬裕肺肾精气，此则通六腑九窍津液也。六腑者，胃为之长，非胃中积污，无有内既为泄为澼，外仍身热者。藉其外之身热，为熨斗中炽炭，使滑石者沮去其污，从下窍而出，则利小便，荡胃中积聚寒热，均在此矣。（见"滑石"）

邹澍熟识滑石清洁之性，并比较与天门冬之异，得出滑石"通六腑九窍津液"，由此可知滑石在人体有"利小便，荡胃中积聚寒热"之功。

盖尝细咀两姜,干者与生者不特味有厚薄,即气亦有厚薄。《阴阳应象大论》曰:味厚则泄,薄则通。气薄则发泄,厚则发热。唯其发且通,斯能走;唯其泄且热,斯能守。非泄何以能除胸满咳逆上气,非热何以能温中止血,非发何以能出汗,非通何以能逐风湿痹,此生姜、干姜之分矣。(见"干姜")

邹澍亲尝生姜、干姜,品味出生姜、干姜气与味均有厚薄之分,然后依据《素问·阴阳应象大论》中对气味厚薄作用的论述,明确了生姜、干姜功效的区别。

蕲阳李氏谓:"旋覆花俗传露水滴下即生,盖亦不然。"新城王氏(名象晋,著有《群芳谱》)则谓:"花梢头露滴入土,即生新根。"尝劚地验其根,果不相联属,是说也,予亦亲试之矣。凡花梢露本从根出,而帖于上以敌日暴,比之水从肾而布于五脏为五液者何异,其还下滴得土而别生根,比之五液下注,而或渗于膀胱,或行于卫气,或入于营气者何异?况黄通于脾,咸先入肾,恰合水随低洼而归壑,气由三焦而下行之义。(见"旋覆花")

邹澍先后引蕲阳李氏和新城王氏之说,从文中得知邹澍认可"花梢头露滴入土,即生新根"的说法。显然,邹澍虽亲试之,但仍没有得到真正的事实,这也提醒我们"眼见也不一定为实,亲历也可能是假象"。

7. 研究药物内容宽广,涉及方药诸多方面

邹澍对于药物的研究内容广泛,除以上各个方面之外,还涉及方药中某些药物的煎煮和使用方法、处方的命名与方解、古代文献,或者当时方药使用中奇怪的现象等多个方面。

(1)药物之采摘和用法

邹澍总结药物使用方法,以《伤寒杂病论》为基点,结合后世对于药物的使用要求,多采用比较法分析研究之。

①总结仲景之用法，详析用法之妙谛

邹澍在探讨张仲景的药物用法时，常常收集张仲景关于某些药物的所有用法，然后比较其差异，分析不同用法的妙谛。如邹澍在讨论"石蜜"时，总结指出，张仲景有"和蜜入药，化蜜入药，化药入蜜，化蜜入水"四法；然后分析指出"和蜜入药者，泄药得之，缓其泄；毒药得之，缓其毒；热药得之，和其燥；寒药得之，和其洌；补药得之，俾留恋而不速行；散药得之，俾行徐而不尽量"。也就是说"和蜜入药"，正是发挥蜜的"缓"之性，多采用"以蜜为丸"的方法；"化蜜入药者，或固护其阴液，或滑泽其途径，或资其芳香润中以启脾胃，或假其至甘以化阴火"，就是发挥"蜜"的"和"之性。有"化药入蜜"之法，并列举乌头汤、大乌头煎二方以说明之，用蜜纠"药之过燥"或者纠"药之过健"；又有"化蜜入水"，以"大半夏汤"为例，用化蜜入水系取蜜缓之性以消水之冲激，用治饮以化胃反之因。

②明其煎煮异法，于细微处见义

邹澍在探讨煎煮法时，常常从张仲景方注等细微处研究其深意。如邹澍在讨论"粳米"时，将《伤寒杂病论》中用粳米的六个处方进行了对比研究，指出"煮法凡分三等"，即"于白虎汤、白虎加人参汤、麦门冬汤、附子粳米汤，则米药俱下，米熟汤成；于桃花汤，则先煮米汁，后入他药；于竹叶石膏汤，则先煮药物，后方入米"。然后，根据粳米的功用，谓"《别录》称粳米益气、止烦、止泄"；结合具体处方之治疗目的，谓"竹叶石膏汤证曰：虚羸少气"正是"取其益气"；"桃花汤证曰：下利，便脓血"正是"取其止泄"；"白虎汤证、白虎加人参汤证，皆有烦渴"，而"麦门冬汤之火逆上气，咽喉不利；附子粳米证之胸胁逆满，呕吐"，均可伴有"烦"症，所以"三等煮法，适合《别录》三件功能矣"。可见张仲景用药极精极微，并于细微处见精华，与本草之精神丝丝入扣。

③煎煮影响药物气味，生熟改变药物之性

中药的主要使用方法是煎煮，而不同的煎煮方法也会影响到药物的气味功能。如邹澍在讨论"粳米"时指出："盖后入则所煮之时少，煮时少则得味寡而得气全；先煎则煮时多，煮时多则气散而味全。"在讨论"藜芦"时指出："不入汤用者，汤则降，散则升，又汤取气，散取质，用质则应病速，而去亦亟，汤则恐其气味留连肠胃间。"在讨论"泽漆"时指出，"先煎久煎"可使药"力缓厚"。

药物的炮制，是中医提高疗效的重要手段。其中，药物由生变熟就是最常用的炮制方法之一，而早期的先煎与后下，就是"用其生""用其熟"的简单方法，也必然会影响到药性。如邹澍在讨论"大黄"时，认可柯韵伯所言"凡药之生者，气锐而先行；熟者，气纯而和缓"。所以，张仲景在使用大承气汤时，"欲使芒硝先化燥屎，大黄继通地道，而后枳朴除其痞满"；用大承气汤欲荡涤六腑，故大黄不久煎而生用；而在使用大陷胸汤治疗"结胸热实"，则"恐其暂通复闭"，欲用大黄"当善后之任"，就"先煎大黄，后入他物"，从而"变峻剂为缓剂"；而使用茵陈蒿汤治疗"湿热不越，瘀热于里"之黄疸时，却因黄疸"势必不能一下皆退"，而先煎"大黄、栀子当前茅，茵陈为后劲"，从而达到了"峻者任其峻，缓者益其缓，一物而处以权，则其物应之而适当病情，更可知药之性固所宜究，用药之巧尤所宜参矣"的境界。

④辨药物采摘之机，明药物品质之分

不同的药物，由于用药部位的不同，就有相应的采摘时机；同一药物，不同的采药时间或者品物表现，则有不同的品质或者品名。

如邹澍在疏证"高良姜、红豆蔻"时指出："凡根采掇于花实后者类，取其收藏；采掇于花实前者类，取其散发；若采掇于临花发时，则一取其去病之速，一取其去骤来之病也。"就是强调了不同采摘时机对于药物的功

效有着重要的影响，这一特征我们可以姑且称之曰"择时备物"。

再如，邹澍在疏证"附子、乌头、天雄"时，就明确指出了这三物之间的关系以及药物的品质差异。邹澍指出："附子……其品凡七，本同而末异，其初种之母为乌头，附乌头旁生者为附子，又左右附而偶生者为㕮子，种而独生无附，长三四寸者为天雄。附而尖者为天锥，附而上出者为侧子，附而散生者为漏蓝子，虽皆脉络贯注，相须而不相连。"并指出同为"附子、乌头、天雄"，其品质也有区别。如"附子以花白者为上，铁色者次之，青绿者为下，其形以蹲坐正节角少者为上，有节多鼠乳者次之，形不正而伤缺风皱者为下。天雄、乌头皆以丰实盈握者为胜"。由此也可以看出邹澍博学多识。

（2）处方命名、治方理念及其他

①方名解

其一，薯蓣丸与肾气丸。薯蓣丸与肾气丸，两方均有薯蓣。邹澍在"薯蓣"中指出，"薯蓣丸，脾肺之剂也；肾气丸，肺肾之剂也"。然后援引《素问·经脉别论》："食气者先归肝心，乃及于肺；饮气则先归脾，而亦及于肺；至肺而后布其精，泻其粗；惟不言至于肾，盖肾固藏精泄浊之总汇也。"所以，"少腹有故，小便不调"的原因，是"肺之气怠输精于皮毛，毛脉不能合精以行气于府"而导致的"清浊两者，或泛其源，或塞其流"，固然可以责"肺家输泻之不肃"，而其实当"归于肾家翕受之不咸"，故而"肾气丸以薯蓣随地黄、萸萸、牡丹、附子、桂枝，以拨正其翕受之机，又以薯蓣帅茯苓、泽泻以开通其输泻之道。曰肾气丸者，明肾之气固当留其精而泻其粗也"。而作为薯蓣丸，其治"风气百疾"，则是"心肝脾之气懒于朝肺，肺遂不能输精于皮毛，斯外邪乘而客之"。所以，"其责虽在肺，而其咎究在脾"，故而"薯蓣丸以薯蓣帅补气药为君，补血药为臣，驱风药为佐使"；其名为"薯蓣丸者，明脾之气固当散其精而归于肺也"。所以，

"薯蓣丸虽谓之脾气丸也可，肾气丸虽谓之地黄丸也亦无不可，是皆谷气、谷精不充畅流动之咎也"。至此，邹澍揭示了薯蓣丸与肾气丸的命名与治方理念。

其二，防己黄芪汤。用药轻重可以影响处方之命名。防己黄芪汤于《伤寒杂病论》两出，一为《金匮要略·痉湿暍病脉证》："风湿，脉浮身重，汗出恶风者，防己黄芪汤主之。"二为《金匮要略·水气病脉证并治》："风水，脉浮身重，汗出恶风者，防己黄芪汤主之。"水与湿同类而非一物，均用防己黄芪汤治之，原因何在？邹澍在"黄芪"条中指出："夫风激水而啮土，湿从风而颓土，为病者不同，受病者无以异。"所以，防己黄芪汤以"白术守中，黄芪行外，防己除病，甘草调剂"，其剂量分数"调剂居二，守中居三，除病居四，行外居五"。究其原因，"土主人身之肌肉属脾，黄芪与白术皆脾药也。用芪以自本而行标，用术因在标而防本。病正在标，自宜治标者三，治本者二。然但知守而不知战，则病何由去，此驱病之防己所以介乎其中矣"。再加上"风湿、风水之为病，动病也"，白术静而黄芪动，所以用黄芪重而用白术轻。而防己、黄芪均为汗剂，黄芪特点是"能行而不能发"，所以"芪之任非特重于术，且更以姜枣佐之"，并且"防己驱逐水湿，水湿势必下行，下行过急，仍恐土啮且颓，病既在表，不如发之，使近从表出为愈也"。其正合《黄帝内经》因势利导之义。

其三，防己地黄汤。处方命名，可以因药物用量的多少，亦可以由其他因素决定。经方"防己地黄汤"之药物，"地黄最重，防风、桂枝次之，防己、甘草最少，偏以防己名汤"。邹澍在"防己"中认为其原因"固因证之主为之名耳"。其引用《灵枢·颠狂》曰："狂言，惊乱，善笑，好歌乐，妄行不休者，得之大恐，取手阳明、太阳、太阴。"又引用《素问·举痛论》曰："恐则精却，却则上焦闭，闭则气还，还则下焦胀，故气不行。"进而分析《金匮要略·中风历节病脉证并治第五》"防己地黄汤"主治证，指出"病如狂状，妄行，独语不休"，是"精却而上焦闭"的表现，故"用地黄是治精之却也，用防己是治上焦之闭，下焦之胀也"，故用"防己地黄汤"命名。

其四，栀子汤类方。经方用栀子的较多，有用栀子名、有不用栀子名的原因是什么？邹澍在"栀子"中对此进行了分析。邹澍先指出同用栀子、豆豉、枳实、大黄组成的处方，有"治差后劳复挟宿食者，则曰枳实栀子豉汤"，有"治酒疸，心中懊恼或热痛者，则曰栀子大黄汤"。对比此两方，发现"枳实栀子豉汤枳实仅三枚，而反以名汤；栀子大黄汤枳实用五枚，而反让栀子居首"。邹澍分析其原因指出"治烦非治黄比"，治烦"取其清肃"，治黄"取其畅达"；栀子大黄汤则是"烦与黄悉治之"，"栀豉煎法"长于"治烦热"，而栀子大黄汤既治黄又治烦热。所以四味同煎，不分先后，"仍以栀子称首，曰栀子大黄汤"；而枳实栀子豉汤"以劳复加枳实，复以宿食加大黄，本无黄证可治，又有烦热可凭"，所以煎法也"尽合栀豉法"，这也是称"栀豉"的原由。其他"譬如栀子厚朴汤、栀子干姜汤无豆豉，而仍以栀子冠方，以栀子冠方为其有烦也"。而"茵陈蒿汤、大黄硝石汤"同样也治黄，也同样有栀子，但是"方名不出栀子"。由以上分析可以看出，"栀子者为治烦之要剂"。至此，邹澍得出用栀子命名的原则是用栀子治疗烦者用栀子命名，否则不用。

其五，半夏汤。邹澍在研讨"半夏"时，联系大小柴胡汤研讨了大小半夏汤。邹澍指出"惟柴胡与半夏则以药命名，以药命名则柴胡主疏，主疏则疏之大者为大，疏之小者为小。半夏主和，主和则和之大者为大，和之小者为小"，由此指出半夏汤分大小之缘由。并且指出对于疾病严重程度的判断，不仅仅在于表现出的症状，更在于症状背后的病机。诸如"诸呕谷不得下，未得为小；胃反呕吐，未必为大"；"呕而谷不得下"与"胃反呕吐"两者，病均在"胃"，然而"第谷不得下之呕，是胃逆有火，可见胃犹有权；至于朝食暮吐，暮食朝吐，宿谷不化，胃几于无权矣"。所以，"小半夏汤刢散其火，胃中自安"，是"耕耘顽矿而疏通之，使生气得裕"；而"大半夏汤则将转硗瘠为膏腴，用人参不足，又益以白蜜，即水亦须使轻扬泛滥，不欲其性急下趋，化半夏之辛燥为宛转滋泡之剂"，是"沃润不毛而肥饶之，使生气得钟于此"。由此可见"半夏之和，有大有小，可润可燥，不拘拘然局于化饮定中"，这也是大小半夏汤命名之款曲。

邹澍在研讨"半夏"时，还指出了张仲景立大小某某汤之要在于"以功命名"，邹澍总结曰："夫青龙兴云致雨者也，陷胸摧坚搜伏者也，承气以阴配阳者也，建中砥柱流俗者也。是四方者以功命名，则当大任者为大，当小任者为小。"

其六，建中汤。建中汤是因"饴糖"而得名。邹澍在"饴糖"中指出："饴糖之柔润芳甘，正合脾家土德，而即以缓肝之急，以肝固罢极之本，虚乏之所从来也。"肝脾之间的关系是"土滞以木而疏，土虚以木而困"，所以"少气、咽干、口燥是脾乏谷气，里急腹痛乃肝气侮脾"，详观大小建中汤可见"桂枝加芍药汤无饴糖即不名建中，桂枝加黄芪汤不加芍药不用饴糖，即不名黄芪建中"，而大建中汤则是"蜀椒、干姜、人参协以饴糖"，所以可知"建中固以饴糖得名耳"。

其七，承气汤。承气之名当属于大黄。邹澍在"大黄"中先引用柯韵伯曰："厚朴倍大黄为大承气，大黄倍厚朴为小承气。"据此有人认为"承气者在枳、朴，应不在大黄"。邹澍认为此说不妥，指出："调胃承气汤不用枳朴，亦名承气"，并且"三承气汤中有用枳朴者，有不用枳朴者；有用芒硝者，有不用芒硝者；有用甘草者，有不用甘草者，惟大黄则无不用"，所以"承气之名，固当属之大黄"。并且，"厚朴三物汤即小承气汤，厚朴分数且倍于大黄，而命名反不加承气字，犹不可见承气不在枳朴乎！"然后邹澍论述了"大黄为承气"的原理："夫气者血之帅，故血随气行，亦随气滞，气滞血不随之滞者，是气之不足，非气之有余，惟气滞并波及于血，于是气以血为窟宅，血以气为御侮，遂连衡宿食，蒸逼津液，悉化为火。此时惟大黄能直捣其巢，倾其窟穴。气之结于血者散，则枳、朴遂能效其通气之职，此大黄所以为承气也。"若非如此，张仲景用"验其转失气"，何以用小承气，而不用"倍用枳朴之大承气"。

②**方解**

其一，桂枝汤。桂枝汤为《伤寒杂病论》之首方，为"群方之冠"，历代医家均倾力研究，邹澍亦在多处对该方进行了讨论。现举其在"芍药"中讨论分析之。

邹澍先分析桂枝汤条文之症状，指出："是故营阴结于内，卫阳不得入，则啬啬恶寒，淅淅恶风，翕翕发热；营与卫周旋不舍，则鼻鸣干呕；营与卫相持而终不相舍，则汗出矣。"治疗用桂枝汤，药用"芍药、桂枝，一破阴，一通阳，且佐以生姜，解其周旋不舍之维；使以甘、枣，缓其相持之势，得微似有汗，诸证遂止，此实和营布阳之功"，而非"酸收止汗"。一般而言，"用阳药以破阴结，则有便厥、咽干、脚挛急之患；徒通阳气不破阴结，则有汗多亡阳之祸"。而芍药体阴而用阳，有"破阴凝、布阳和"，且有"破而不泻之功"，这正是桂枝汤之芍药功能"非他所克代矣"。

其二，肾气丸。《伤寒杂病论》之肾气丸是中医名方，邹澍在多处对该方进行分析。如在《本经序疏要》之消渴中，分析了该方组成药物的作用。其曰："八味肾气丸摄土中水气，以浚阴之源（地黄拔土气最力，薯蓣入土中最深而喜攀砖附石，山茱萸于季春结实至初冬乃成，亦吸土气以济水者），动水中火气以振阳之本（附子、桂枝），而使天一之水，由下以及上（泽泻），由上以归下（茯苓），浮游之火，郁结之血，藉此遂周流而不滞焉（牡丹），得非能降火升水，使两相济而称物平施者耶！"在《本经疏证》之"附子、乌头、天雄"和"牡丹"中，引经据典分析了肾气丸的条文症状以及药物的功效。邹澍先检《金匮要略》中涉及肾气丸之条文有五处，分别是"在虚劳，则曰：腰痛，少腹拘急，小便不利。在饮家，则曰：短气，有微饮，当从小便去者。在消渴，则曰：小便反多。在妇人杂证，则曰：转胞不得溺"。还有"中风篇"附方中，曰："脚气上入，少腹不仁。"这五处条文"不言小便则言少腹，小便者聚于少腹，转输于膀胱。《灵兰秘典论》曰：膀胱者，州都之官，津液藏焉，气化则能出矣。能化气者，非附子而谁？是肾气丸之用虽广，其因阳不足不能化阴，阴不足不能化阳，则一也。"此处强调了附子在肾气丸中的作用，而在"牡丹"中，又解释了牡丹在肾气丸中的作用。邹澍援引《素问·金匮真言论》所云："北方黑色，入通于肾，开窍于二阴。"《素问·水热穴》篇所云："肾者，胃之关，关门不利，故聚水而从其类也。"指出"夫肾兼畜水火，火不宣则水不行，水不行则火益馁，于是不行之水郁而生热，益馁之火暗而不燃。水中有热，则小便反多；火中有寒，则小便不利"。而"水中有热，火中有寒"，则"非牡丹色丹气寒味辛苦者"不能治，肾气丸方用"附桂之壮阳，地黄之滋水，虽能为之开阖，不能为转其枢，则牡丹之功不小矣。是方也，养阴之力虽厚，振阳之力亦雄，养阴之力厚，恐其水中之热延留，故必以牡丹泄阴中之阳者佐之。振阳之力雄，恐其燥急而难驯，故以山茱萸于阴中摄阳者辅之也"。至此，将肾气丸之组成药物的作用和相互关系解释得比较透彻。

其三，旋覆花汤。旋覆花汤为治肝着之主方，《金匮要略》中有两处记载。在《金匮要略·五脏风寒积聚》篇中，治"肝着，其人常欲蹈其胸上，先未苦时，但欲饮热"。在《金匮要略·妇人杂病》篇中，治"寸口脉革，妇人半产漏下"。邹澍在"葱实"中分析其病机，认为"常欲蹈"是肝气不得条达；而"先未苦时，但欲饮热"显示其寒；"令欲蹈时，已不欲热饮"，则说明此乃"外寒内热，阴蓄阳，阳不得达耳"。再加上显示出"外兼有余，内纯不足"的革脉，就充分证明此为"外阴逼迫，内阳虚怯"，所以处方用"旋覆花去其在内坚韧之阴，葱白通其在内敝疲之阳，以绯帛之新者，和其血络"。

③相似方辨析

其一，甘草干姜汤和芍药甘草汤。甘草干姜汤和芍药甘草汤，两个方子药味简单，常常出现在其他处方中。邹澍在"甘草"中进行了深入的分析。邹澍指出，甘草干姜汤和脾，"和脾者，安中宫阳气之怫乱"；芍药甘草汤和肝，"和肝者，通木脏阴气之凝结"。两方"虽系干姜、芍药之力，然此重彼轻，则又可见中央之病"，故用"中央药主之"，即甘草保泰定功（"夫阳结为厥，阴结为拘；干姜能破阳，芍药能破阴；破阴破阳，能愈拘愈厥；不能愈咽干，止烦躁，此保泰定功之所在矣"）。结合《金匮要略》："肺痿，吐涎沫而不咳者，其人不渴，必遗尿、小便数。所以然者，上虚不能制下也。此为肺中冷，甘草干姜汤以温之。""夫中者，上下之枢"，这是"由中以益上制下也"。在张仲景方证中，"甘草干姜汤制上中以及下，能扩充以至外"，可以变化出"理中汤，治上吐下利，是由中以兼制上下"；"桂枝人参汤，治外热内寒，表里不解，是由中以兼制内外"；"四逆汤，治下利清谷，是由中以制下"；"通脉四逆汤，治下利面赤，内寒外热，是由中及下，兼制内外"。而芍药甘草汤，则是"制中下以及外，能扩充以至内"，变化如"桂枝汤之治风，黄芩汤之治热，芍药甘草附子汤之治寒"。至此可以体悟到"甘草居中安土"之"保泰定功"。

其二，大建中汤和甘姜苓术汤。大建中汤和甘姜苓术汤，均治疗"沉寒痼冷"，邹澍在"干姜、生姜"中详解其区别。观大建中汤证，"心胸中大寒痛，呕不能饮食，腹中上冲皮起，出见有头足，上下痛，不可触近"，可知其沉寒痼冷在中，为"动而猖"，"动者四出剽掠，其势向上为多"；而甘姜苓术汤证"身体重，腰中冷，如坐水中，形如水状，不渴，小便自利，饮食如故，劳则汗出，衣里冷湿，久则腰已下冷痛，腹重如带五千钱"，系其沉寒痼冷于下，为"静而劲"。邹澍认为，"凡向上者虽阴，其中必有阳，实中必有虚，则既不得用附子为尾逐之师。静者僻居一处，食饮二便尚娴节制，然汗出至衣里湿，其寒不衰，是虽用附子攻冲之，亦决不能骤解"。所以，大建中汤"治动，乃镇以静，而抑之使平"，甘姜苓术汤"治静，乃抚其循良，销其梗化"。最后，邹澍运用兵法，总结两方"皆从温中起见，而击乌合则宜锐不宜多，讨积猾则宜围不宜攻"，也凸显出中国古代哲学对多种学科的共同指导意义。

其三，大小青龙汤。邹澍在"麻黄"中对于大小青龙汤区别的分析有其独到之处。邹澍认为，小青龙汤是"寒水之化聚于中"，大青龙汤是"聚于上"。而"聚于中则侵损胸中之阳为内寒"，"内寒则喘咳呕哕"；"聚于上能束缚胸中之阳为内热"，"内热则烦躁"。所以，治疗时大青龙汤因烦躁而"佐以石膏"，治热实者"宜急"，"急者倍麻黄，不急恐石膏增寒于内"；治用小青龙汤，因内寒而"佐以细辛、干姜"，治虚寒者"宜缓"，"缓者半麻黄，不缓恐麻黄、细辛亡阳于外"。

④《伤寒杂病论》制方之最

《伤寒杂病论》载方之最甚多，邹澍在研讨本草时讨论了张仲景制方之最。

邹澍在"附子、乌头、天雄"中，拿出相当篇幅讨论张仲景制方之最。指出"制方之最奇者，无如附子泻心汤"，系"真假对待之证，遂施以真假对待之治"；"配合之最不侔者，无如大黄附子汤"，系"寒热对待之证，遂施以寒热对待之治"；"方相似，所治之病极不相似者，无如薏苡附子散、薏苡附子败酱散"，"夫无积聚同也，无身热同也，而一痹于胸，一肿于腹"；"痹于胸者有缓处有急处"而"无结为痈脓之理"，"肿于腹者"则"遂结为痈"；"表里之错杂者，无如竹叶汤"，"浅视之为补散错杂之方，细揣之则通脉四逆汤、桂枝汤合方也"。邹澍研讨本草，结合《伤寒杂病论》，其精细如斯。

（3）释疑解怪

中医经典中有记载荒诞不经和怪疑之文，邹澍能明确其不经之处者，即明言之，能给予解释者即解释之。当然，由于认识的局限，其解释也多有不当之处，但是，这种求索精神令人敬佩。

①丹沙用寡之解

《神农本草经》《名医别录》以及后世本草均推崇丹沙，认为其有百利而无一害，但是临床使用较少。对于这一奇怪现象邹澍在"丹沙"中给予解释，如丹沙"固以气寒，非温煦生生之具，故仅能于身体五脏百病中，养精神、安魂魄、益气、明目耳"。所以当身体五脏有病时，则"不必养精神、安魂魄、益气、明目者，则不得用丹沙"；而"精神当养，魂魄当安，气当益，目当明，而无身体五脏百病者，用丹沙亦无益也"。所以，丹沙虽好，然入无可用之乡。这一解释，显示出邹澍之局限，丹沙之寡用实因用之不当即有毒，故鲜用之。

②贼风鬼神解

邹澍对于症状的解释大体不妄论鬼神。如在《本经序疏要》之"贼风挛痛"中，邹澍先举《灵枢·贼风》："黄帝曰：夫子尝言贼风邪气令人病，今有不离屏蔽，不出室穴，卒然病者，何也？岐伯对曰：此皆尝有所伤于湿气，若有所堕坠，恶血留于内而不去；卒然喜怒不节，饮食不适，寒温不时，腠理闭而不通，其开而遇风寒则血气凝结，与故邪相袭而为寒痹。其有热则汗出，汗出则受风，虽不遇贼风邪气，必有因加而发焉。帝曰：夫子之所言，皆病人所自知也。其毋所遇邪气，又毋怵惕之所志，卒然而病者，何也？惟因有鬼神之事乎？岐伯对曰：此亦有故，邪留而未发，因而志有所恶及有所慕，血气内乱，两气相搏，其所从来者微，视而不见，听而不闻，故似鬼神。"然后，邹澍指出："顾贼风未必尽为挛急，挛急未必尽由贼风，则贼风挛急者，其如飞尸，如鬼击，不假有因，卒然而发之挛急欤？然前此种种，诸风篇未必竟无挛急，此篇种种诸证，又未尝皆挛急。谓前此诸挛急非卒然而得则可，谓今此卒然得者，虽不挛急，亦得命为贼风挛急，可乎？然核此篇，仅痱缓不收、皮肌风痹，两者无挛急，余则不可屈伸，机关缓急，缓急风胁痛，关节风湿痹痛，皆挛急也。矧'痱缓不收'上，明著'贼风、鬼击'耶！惟卒然得者与不卒然得者，所主药物大同小异，是则宜参究耳。"并且，在现实中，"虽然论病则当严别所由，论治却宜实据现在，使风以阴阳不合化而病者，必推前此五载十年曾患感冒以为据，是犹历家之推历元，纵有合而无相干涉也。但是见气之壅滞，则调其气；见血之泣涩，则和其血；见痰之涌逆，则利其痰；见湿之阻碍，则行其湿。风之由外入者，鼓舞元气以驱而散之；风之由内成者，提曳阴阳以和而息之。"由此可见"贼风挛痛"不是鬼神所为。

③人老发堕眉长解

现实中，随着年龄增长，人的头发渐堕而稀疏，然眉反而增长。邹澍在《本经序疏要》之"发秃落"中对此进行了解释。邹氏曰："盖人之易尽者阴也、血也。而气则必不息，息则死矣。天癸之至与竭，以《上古天真论》而言，其主皆在肾，以《六节脏象论》而言，发为肾之华。是故肾气渐衰，则天癸日减于下，而发遂日耗于上，其致一也。眉则主于足太阳、手少阳，是二经根本，专司消息水火于下，自幼而壮，壮而老，同出一辙，不易衰也。况老人颐养如法者，既无嗜欲之火搅乱于中下，而火益顺，水益清，其反长也固宜。"可见眉发因其所主不同而异，这不失为一种可能的解释。

④众人喜嗜豆蔻之因

邹澍在疏证"杜若、豆蔻、肉豆蔻、白豆蔻"时指出："以实而言，则诸豆蔻之味极后皆凉，凉者收肃之象也。"但是又各有特点，如"白豆蔻之味惟辛，故其治最在上，为自肺及胃，疏滞去冷之用。曰主积冷气、止吐逆、反胃、消谷、下气，皆系上焦之患"。如"草豆蔻辛后有微甘，则其治在中，为脾胃间疏滞去冷之用，曰主温中、心腹痛、呕吐，皆系中焦之患"，而"肉豆蔻辛中带苦，故其治最在下，为自胃及大肠疏滞去冷之用，曰主温中、治积冷、心腹胀痛、霍乱、中恶、冷疰、呕沫、消食、止泄，皆从中及下之患"。并且推测白豆蔻、肉豆蔻、草豆蔻三者的长处，不同于众多"疏滞去冷"药之处，是"味后之凉，凉为收肃"，"故上中得之则止呕吐，中下得之则止泄利，皆以其收肃也。疏在前而收在后，亦顺气中良剂哉！"所以，后世之人嗜好豆蔻者众多，也就不足为奇了。

8. 邹澍的临床医案

邹澍留下的病案较少，能查到的病案仅有五例，分布在"人参""甘草""蒲黄""赤小豆"和"苏"中。邹澍采择病案，在于说明药物之功效及其运用之机。现罗列于下，并简要分析，仅供参考。

（1）在"人参"中所载病案

邹澍记载此案的目的，在于解释临症达变之道。如："辛卯夏初，予治两人病，一人脾肾本虚，动辄气逆痰涌而厥，是时偶感寒湿，微热恶寒；他医与九味羌活汤，遂厥，厥苏后，下利、呃逆、烦躁不得眠。予与茯苓四逆汤三剂，后转为阳明证，壮热、烦渴、腹满，得大便而解。一人肾亦虚，得风湿相搏，遍身疼痛证，医与搜风补肾，痛益剧。予与桂枝附子汤二剂，痛已而形候大虚，气才相属，重与理中汤加附子，得大汗而解。门人问此二病，始皆治表非法致变，其后既得温通，又何一传阳明，一从太阳解也。予谓此即汗后、下后之别。从太阳解者，其先本未尝误，特调剂未得当耳，故恃温托之力，邪复外越矣。其一本感寒湿，以生地、黄芩、栀子更益其寒，乌能不下利？既已下利，则表邪已从之陷；表邪既陷，焉能复出于表，不传阳明如何得解。是本不得用人参，但其人过虚，不藉人参，不能禁附子之辛烈走窜。然所以传阳明者，实人参有以致之也。不当用之中，有当用焉如此者。"

（2）在"甘草"中所载病案

此案显示出邹澍实事求是之治学态度。如："予尝治一人暑月烦溃，以药揙鼻，不得嚏，闷极，遂取药四、五钱匕服之，烦溃益甚，昏不知人，不能语言。盖以药中有生南星、生半夏等物也。予谓南星、半夏之毒，须得姜汁乃解，盛暑烦溃，乌可更服姜汁？势必以甘草解之。但甘草味极甘，少用则毒气不解，服至一、二钱，即不能更多，因以甘草一斤蒸露饮之，饮尽而病退。是知孙真人云：甘草解百药毒如汤沃雪。不我欺也。"

（3）在"蒲黄"中所载病案

此案为证明《金匮要略》蒲灰散之蒲灰系蒲黄说。如："蒲黄《本经》主利小便，且《本事方》《芝隐方》描述其治舌胀神验，予亦曾治多人，黍铢无爽，不正有合治水之肿于皮乎！"以此说明《金匮要略》"利小便，治厥而皮水"之蒲灰散所用之物不是香蒲，也不是蒲席烧灰，而是蒲黄（"曰蒲灰者，蒲黄之质固有似于灰也"）。

（4）在"赤小豆"中所述临床经验

此案旨在阐明环境与药性之关系。如："予以赤小豆治肿，凡阳水益见其功，因悟及此"，即"良以凡豆均钟生气于晚春，告成实于早秋，独此则布种生苗于中夏，成实必至秋尽，是其色红体小，禀气于火者，偏徘徊凉风清露之中而成其质"，悟出赤小豆"偏能引火气达于火退之处，而拔火气之正盛以转就凉爽之区"，其既能治属血分之痈肿脓血（火反灼水也），又能治属气分之水肿（火不行水也）。

（5）在"苏"中所述临床经验

邹澍曰："予亦常用其细茎，不切断，治反胃膈食，吐血下血，多奏奇功。"以证明"苏"之枝茎"能通血脉"之说。

9. 邹澍认识的局限

限于邹澍所处时代的科学技术发展水平，其对事物认识必然有所局限。因此，在其著作中也存在着一些荒诞不经的言语。邹澍虽博学多识，但其某些错误观点，也恰恰与此有关。我们今天研究邹澍的文章和思想，正确地认识邹澍的思想局限性，是非常有必要的。邹澍的认识错误范围较为广泛，本节以生物界、非生物界药物为例以说明之。

（1）对非生物界药物的认识

非生物界的药物种类很多，本节分矿物、化石和人加工物论述之。

①对某些矿物的生成认识不清

如邹澍在讨论"云母"时，认为"天之气交于地，地气不应，此云母所以生也"。此说很难赋予确切的含义，也是我们先民对世界笼统认识的反映。实际上，云母是云母族矿物的统称，是钾、铝、镁、铁、锂等金属的铝硅酸盐，都是层状结构，单斜晶系。晶体呈假六方片状或板状，偶见柱状。层状解理非常完全，有玻璃光泽，薄片具有弹性。云母的折射率，随铁的含量增加而相应增加，可由低正突起至中正突起。不含铁的变种，薄片中无色；含铁愈高时，颜色愈深，同时多色性和吸收性增强。医用以白云母为佳，白云母薄片一般无色透明，但往往染有绿、棕、黄和粉红等色调；玻璃光泽，解理面呈珍珠光泽。金属铝硅酸盐的形成，很难笼统地用"天之气交于地，地气不应"来解释，勉强解释也没有普适性。因此，邹澍的解释，也就必然荒诞不经了。如邹澍认为"非天气不得晶莹，非地气不得坚韧"，而云母实兼是二者；但曰地气不应，是因为"若不得地气，非但不能坚韧，并不得晶莹，请观自地已上，无非天气充布，其得晶莹者，亦赖日月之光而已。试当晦夕，有能自晶莹者乎！故云母者，天气既交乎地，适遇晴爽，云无由升，遂结于下耳。究其旨，盖犹得天气少地气多"；而得出"得天气少地气多"的理由，则是云母"虽晶莹而光不能彻，其一也；

煅之不焦，不过经时，埋之土中，则百年不腐，又其一也"。这两种被邹澍称为理由的现象，实由云母的透光性与折光率决定，以及云母成分的化学稳定性所致。

②对于某些化石的产生认识不明

如邹澍在讨论"龙骨"时，不同意当时之"纷纷异辞"，并先后驳斥了"醢龙龙毙"之骨说、"蜕骨之说"；但其仍认为龙为现实之物，而世人不晓"不知龙纯乎气之物，秋冬则随地皆蛰，是故滨海之区，龙蛰水底；无水之地，龙蛰土中，至春启蛰，则出土上腾，其所伏处，土遂黏埴似石，而形实龙，人得之谓为龙骨，其理平实，又何异焉"。即龙骨是"龙蛰土中"所伏处之"土遂黏埴"而"形实龙"的"似石"之土。现如今，可以确认所谓龙骨即古代动物之化石。

③对某些加工物的解释欠妥

如邹澍在讨论"伏龙肝"时，认为"灶之体为土，其用则烹饪。烹饪之主在水火，然水火与釜金、薪木同受土范，则灶者悉具五行，而土为之纲者也。凡烹饪者，欲令水与物和，然必盛之以金，炼之以火，物始与水相浃焉。是成物之和在水，成水之用在火，蔽火之烁以金，资火之燃以木，而均禀节制于土，则是土者岂仅伍生物之功，抑且攒簇五行，交媾水火，以全其用，而奉生人，为最要矣"。暂且不说其解释有没有道理，仅仅从烹饪常用之釜得出"灶者悉具五行"之言来看，其说欠妥。因为在古代（秦汉时）平民百姓常用之灶具多为陶器而非金属。虽然人们使用金属釜（锅）/鼎的历史有4000余年，但是金属釜（锅）的普及却是在宋元明时期，因此用此说解释晋时成书之《名医别录》记载的"伏龙肝"也就没有了基础。

（2）对生物界药物的认识

生物界的药物很多，大致可以分为植物、动物及其附属物。

①对某些植物药及其附属物的解释牵强附会

如邹澍在阐释"柏实"时，认可刘潜江之说"凡木皆向阳，柏独西指，是木气与金气媾"，以此为基点解释柏实之功能。然而本人考察"柏独西指"之因，发现当柏有遮挡物时其叶并非西指，可知"柏独西指"之因在于侧柏之叶的形状，因其叶扁平故东西向则受光最好。所以因"柏独西指"得出"木气与金气媾"之结论似有牵强附会之嫌。

再有，邹澍在讨论"艾叶"时，引用张茂先之语："积艾三年后烧之，津液下流成铅、锡。"由此得出"夫是之谓藉阳通阴"，又饮用"削冰令圆，举以向日，艾承其影则有火"，而得出"夫是之谓隔阴化阳"，由此入手讨论艾的功效。然而，我们知道火是不能使元素发生变化的，再者"削冰令圆，举以向日"，不仅仅只有"艾"能"承其影则有火"，所以其解释及结论也就成了牵强附会。

再如，在对"猪苓"的讨论中，邹澍曰："第凡树皆有寄生，皆有螵蛸，而入药必取在桑者（张隐庵），则猪苓之必取在枫者又何疑焉！然《本经》主治多有不必穿凿解者，如延年益寿、轻身神仙等无论矣。有谓能行水上者，与鬼神通者，则神圣之言，该括众理，非浅学所可发明。"邹澍解释猪苓"主痎疟，解毒、蛊、痊、不祥"时，"测其意旨，岂不以猪苓出自枫下，而枫者泥之可以致雨（《尔雅疏》），岁久能生瘿瘤，遇暴雨骤雨能暗长三、五尺，谓之枫人。越巫取之作术，有通神之验，取之不以法，能自化去（《南方草木状》），老者能为人形（《述异记》），化为羽人（《化书》），而其木无风自动，天雨则止（《物类相感志》），其瘿又有风神居之（《埤雅》《述旧记》），既具此种灵异，又系得其余气，生于幽隐之地下者，能不益着奇功，驱鬼魅之老疟，解邪惑之毒蛊与痊，而召休征哉！"具有"强释"之嫌。

②对某些动物药及其附属物的解释荒诞不经

如邹澍讨论"牡蛎"时，引用《夏小正》所云："季秋之月，雀入于海为蛤。"并进一步引用安吉著《夏时考》所云："雀，羽虫也。羽虫属火，火炎上，故鸟上飞，曷为入海而为蛤。"以此得出"蛤属水，水性下，故下潜，秋冬水胜火，雀为蛤，象火之伏于水也"。显然此解释荒诞不经。

如邹澍讨论"鳖甲"时，认为"鳖无雄，以蛇为匹；蛇迅疾善窜，鳖则蹒跚不前而色青，是敛风于木也。鳖无耳，以视为听，是并水于木也"。从今天的生物学理论来看，这种解释显然也是荒诞不经的。

再如，邹澍在讨论"鸡子"时曰："尝见鸡所抱卵未成而毙者，剖其壳观之，毛骨已具，则白无有；腹未全，则黄尚存。是他日之飞扬骞举者，皆白；饮啄遗育者，皆黄。是白为其阳，黄为其阴，宜乎白性温黄性凉矣。乃白微寒黄微温何耶？虽然白为毛骨，黄为腹脏，凡卵皆然，非特鸡也。白微寒，黄微温，则鸡乃如是耳。"邹澍虽然也试图通过解剖观察研究药物的功效，但限于当时的现实条件和邹澍的知识储备，得出"他日之飞扬骞举者，皆白；饮啄遗育者，皆黄"，亦属臆测。

邹澍

后世影响

　　虽然邹澍的本草著作具有较高学术价值，在晚清及民国时期流传较广、影响较大，但由于邹澍在其著作中旁征博引，间有"譬喻冗杂"之处，加之缺乏简体横排整理本，使其在后世的传播并不广泛，影响也不大。其现存著作版本经王全利梳理研究，认为主要版本有：道光二十九年本，反经堂本，常州长年医局校刊本（该版本流传较广，日升山房、日新山房等都曾对其印行，千顷堂书局亦曾据该版进行石印），世界书局铅印本。近六十年内，在台湾地区，邹澍本草著作颇受重视。1949年之后，台湾地区至少三次印行邹澍的本草著作，分别为：1977年旋风出版社印行（系翻印世界书局版本），1980年文光图书有限公司出版，1996年志远书局出版。其中，1977年旋风出版社印行本，封面题有"考选部规定中医师考试必读"，可见该书在台湾之重视；在大陆地区，于1957年上海卫生出版社、1959年上海科学技术出版社据世界书局本进行翻印。2009年之后，随着简体横排整理本的出版，先后有2009年学苑出版社和海南出版社印行，2013年、2015年中国中医药出版社印行。近十年来，邹澍本草著作的影响，才在大陆地区不断扩大。

一、历代评价

　　邹澍本草著作完成后，后世许多医家都对其阐释药物及注释张仲景著作，给予了较高评价。

　　清代医家陆以湉，在《冷庐医话》中评价曰："本草之书，刘若金《本草述》、卢子繇《本草乘雅半偈》、倪纯宇《本草汇言》、张隐庵《本草崇原》、张璐玉《本经逢原》、邹润庵《本经疏证》、赵恕轩《本草纲目拾遗》，罔不领异标新，足资玩索。"

王孟英同样对邹澍的本草著作推崇有加，不仅在其代表作《温热经纬》之卷五方论中大量引用邹澍语，并且在其刊行的曾祖父王学权的《重庆堂随笔》卷下之桑根白皮中引用邹澍语后作按语曰："以补益之功归之于椹，谓为阐发桑椹之功，固无不可，而邹氏之书疏经旨以证病机，俾古圣心源，昭然若揭，不但有裨后学，足以压倒前人。"

医学教育家谢观，在《中国医学源流论》中记载："邹润安之《本草经疏证》，此书与缪氏书均最为精博。"此"缪氏书"，是指缪仲淳的《神农本草经疏》。

陆士谔在《士谔医话》中，高度评价邹澍对《伤寒论》的注释，认为邹澍为注释《伤寒论》诸家中唯一能直抉张仲景之奥者。其曰："仲景《伤寒论》注释者，自成无己以来，计有一百三十余家，诸家当命笔之始，无不自谓毕生穷研，独得其秘，尽斥前人之妄，自诩见理之真，但是吾人今日视之，诸家之纷岐，正如公说公有理，婆说婆有理，各具一理，各备一说，吾人亦不过姑妄听之而已。诸家中能直抉仲景之奥者，只武进邹润庵先生一人。"

中医名家岳美中，谈及"当读的古医书"时说："药物学方面，初起先看《药性歌括四百味》《药性赋》，这类书朗朗上口，便于习诵。之后可看《本草备要》，再深一点，可看《本经疏证》《本草思辨录》。"

当然，也有学者指出邹澍本草著作存在的问题。如晚清文史学家李慈铭曾在《越缦堂读书记》中，对邹澍评价："所采博，而辨析精细，于医学深为有功。惟笔舌纠缭，多病词费，其自序讥刘氏之冗蔓萎尔，而所作冗尔亦不能免，此徐洄溪、吴鞠通所以独出流辈也。"

中医名家姜春华，在《历代中医学家评析》中，对邹澍的评析较为全面。如："邹氏于每一药主要求证于《伤寒论》《金匮要略》，如《伤寒论》之用此药者几方，与某某药同用者几，某方量之大者，量之小者各几，其主治若干证。有其药而缺其证，从药测证；有其证而缺其药者，从证测药。'务必求证于仲景，不得已而求证于唐人'。从前人实践中而排比之，得其规律。故邹氏之考证皆确然有据，施之临床而皆准。其推理之处不无玄谈，盖时代所使然也。以邹氏之实事求是精神，不应间取卢子繇等玄说。邹氏依主治之证排比而观之，其细析之法可取也；强欲推求其理，不得不出诸冥想，此法之不可取也。"其总结邹澍著作的特点为"由方论药，由药论方，由方药以论证治，由证治以论方药""求之过深，失之穿凿""精辟见解""治病师法仲景""以仲景证本草，以本草证仲景，不落虚空"，并指出"玄说宜删"。

二、后世发挥

晚清乃至近现代，王世雄、何舒、王邈达、章次公、姜春华等，均曾在邹澍基础上撰书立说，或在撰书时大量引用邹澍观点而为己所用。

（一）王士雄

王士雄（1808—1868），字孟英，号梦隐（一作梦影），又号潜斋，别号半痴山人，睡乡散人、随息居隐士、海昌野云氏（又作野云氏），浙江钱塘人，曾迁居浙江盐官等地；晚清著名的中医学家，尤其精于温病学，是继叶桂、薛雪、吴塘之后的温病学派代表人物。王士雄毕生致力于中医临床和理论研究，对温病学的发展做出了承前启后的贡献，尤其对霍乱的辨证和治疗有独到见解。他一生勤于著述，给后人留下了多部富有学术价值的医学著作，其中，《随息居重订霍乱论》《温热经纬》《随息居饮食谱》《归砚录》《潜斋医话》和《王氏医案》，是其主要著作。

　　王士雄整理刊行其曾祖父王学权的《重庆堂随笔》，后人杨照藜评论曰："本草以《本经疏证》为第一善本。其援引浩繁，穿穴精透，可谓空前绝后。第文笔沉晦，较卢氏半偈为尤甚，学者苦之。公所疏数十种，净切不让邹氏而显豁过之，学者由此以进观邹氏之书，或可免望洋之叹。"

　　王士雄的力作是《温热经纬》，共计五卷，为温病通论类著作，成书于咸丰二年（1852）。此书"以轩岐仲景之文为经，叶薛诸家之辨为纬"，故以"经纬"名书。该书在王孟英大量临床实践的基础上，选取《黄帝内经》《伤寒论》《金匮要略》有关热病的论述，以及叶天士、陈平伯、薛生白、余师愚等清代诸家的温病学说，分卷分条辑录，并采纳后世诸家的见解，参以王士雄按语逐条注释析义。后人谓《温热经纬》为温病学之集大成者，并以之为学习温病学的入门之作。

　　该书第五卷方论共选方113首，其中讨论药物功效时引用邹澍论述的达28首，并且给予高度评价。如在大承气汤方后讨论中竟大段引用邹氏之言："三承气汤中有用枳朴者，有不用枳朴者，有用芒硝者，有不用芒硝者，有用甘草者，有不用甘草者，惟大黄则无不用，是承气之名，固当属之大黄。况厚朴三物汤即小承气汤，厚朴分数且倍于大黄，而命名反不加承气字，犹不可见承气不在枳朴乎！"其中王士雄加以解释："自金元人以顺释承，而大黄之功不显。考《本经》首推大黄通血，再以《六微旨大论》亢则害，承乃制之义参之，则承气者，非血而何？"继而又引述邹澍语："夫气者血之帅，故血随气行，亦随气滞，气滞血不随之滞者，是气之不足，非气之有余，惟气滞并波及于血，于是气以血为窟宅，血以气为御侮，遂连衡宿食，蒸逼津液，悉化为火，此时惟大黄能直捣其巢，倾其窟穴。气之结于血者散，则枳朴遂能效其通气之职，此大黄所以为承气也。"最后，王氏加按语曰："此余夙论如此，邹氏先得我心。"邹氏对王士雄的影响由此可见一斑。

（二）何舒

何舒（1884—1954），字述椆，号竞心，自称舍予居士，又称舍予老人，湖南邵阳（现新邵县严塘镇）人。世代业医，其祖父何振翰（九皋）、叔父骧（云汉）均为当地名医。何舒毕业于江苏省苏州东吴大学，曾从其叔父习医，又从长沙张必明（韵章）习医，后曾在上海、长沙、邵阳等地行医。何舒业医、执教数十载，著有《灵素阶梯》《伤寒论发微》《病因证治问答》《病理方药汇参》《医门法律续编》《脉学纲要》《舌诊问答》《研药指南》《特效药选便读》《本草法语》等。

何舒在本草学方面，推崇邹澍的本草著作，认为"邹子润安以所得于《伤寒》《金匮》及《千金方》之心法，著为《本经疏证》，指实叩虚，推阐尽致，诚治《本经》者所必读之书也"。其所著《研药指南》《本经疏证附表》《特效药选便读》《本草法语》等本草著作，均与邹澍的本草著作有着密切关系。

《研药指南》全书共五卷，撰于1948年。该书共收药231种，系何舒在邹澍《本经疏证》与《本经续疏》基础上，进一步整理总结，摘取其精要并予以发挥而编成。何舒自述："舍予于《疏证》百读之余，窃愿贡其一得之愚于无量之来学，爰取邹氏原文，摘举精要，演为法语，并将其《续疏》之所发明者，亦节要而歌括之，都为五卷，即题曰《研药指南》。非夸也，盖学人初研《本草》，繁则阻其向上之机，简则塞其参悟之门，兹编言该理富，繁简得中，颇足以供药学入门之需要，而为药海之南针耳。"该书既总结了邹澍等人的用药经验，又涵括了近代用药规律，为临床选方用药提供了较大帮助，是研究《本经疏证》《本经续疏》的重要参考书。

《特效药选便读》全书凡两卷，论《伤寒论》《金匮要略》诸方所用药100种。其中十之八九取材于《本经疏证》，意在以少药而融多法，以浅近而载精深。

《本草法语》全书共一卷。系取邹澍本草著作中精义药品凡 130 种，分列上中下三品，以歌括形式，介绍药物性味、归经、功效等，生动形象，简明易懂。诗歌之后附有注释，阐释药物主治病证、功效特点。后附《本草法语补遗》，补论药物 15 种。

（三）王邈达

王邈达（1878—1968），幼名孝检，一名若园，字益叟，号覆船山农，浙江嵊县白泥墩人。江浙名医，著有《汉方简义》。

王邈达 1955 年出版《汉方简义》。其将《伤寒论》113 方，按《尚论篇》篇次，先列方后叙病；至说义理处，则先释病而后释方；对各方方义、配伍应用、加减法、药物的作用等分别作简要阐析。其释病部分，本于高学山的《伤寒尚论辨似》，释方部分宗于邹澍的《本经疏证》。正如其在范例中所直书："是书之释方，本邹润安先生所著之《本经疏证》以立说。故于一百十三方，所用药品之性及主治大略，先立一表，以便与本经相印证。"本书注重联系临床实际，旨在使读者"见方即可识病，见病即可处方"，为研究《伤寒论》方剂较有价值的著作。

（四）章成之

章成之（1903—1959），字次公，号之庵，江苏镇江丹徒人。为医家泰斗，著《药物学》，撰有《诊余抄》《道少集》《立行集》《杂病医案》《中国医学史话》及医学论著数十篇；另与徐衡之合辑《章太炎先生论医集》；门人整理出版《章次公医案》一书，门人朱良春等汇集其遗著、医案等，出版《章次公医术经验集》。

章次公于 1949 年刊行的《药物学》，是参合中西医药学的专著，大致以讨论《伤寒论》所用药物为主，共论药 102 种（含文内附药 8 种）。《药物学》主要有两条主线，一是历代主要本草著作对药物性味、效能的论述；二是引述日本医家对汉方、汉药的中西医理、药理的讨论，中西互参，中日医家的灼见显现其中。此书不同于一般节要性、实用性的本草著作，而是汇集方论、医论、药论以及作者的临证经验等有关《伤寒论》中西互参、切合实用的本草著作。该书在讨论药物效能时，大量引用邹澍的论述。如在论述"芍药"时曰："拙曹先生根据《本经》，独以为辛平开泄，殊有卓见。然吾人居今日论芍药之功效，实不能受臭味之支配，芍药之功用，以胃酸而敛固非，以味苦而泄亦非是。至论桂枝汤中之芍药，而非监制桂枝者，其言殆足信矣。清邹澍《本经疏证》已先拙曹先生言之。'营阴结于内，卫阳不得入，则啬啬恶寒，淅淅恶风，翕翕发热，营与卫周旋不舍，则鼻鸣干呕，营与卫相持而终不相舍，则汗出矣，与桂枝汤。芍药桂枝，一破阴，一通阳，且佐以生姜，解其周旋不舍之维；使以甘枣，缓其相持之势，得微似有汗，诸证遂止，此实和营布阳之功，断断非酸收止汗之谓也。'后世以仲景于伤寒下之后脉促胸满，桂枝汤去芍药，为芍药酸寒收敛之铁证。愚以为此后人断章取义，不善读书之过，要知芍药之主治不在满，脉促胸满，非芍药所主，故去之。设腹满时痛者，则芍药在所必用。如太阳病，医反下之，因尔腹痛而时痛者，桂枝加芍药汤主之，是其证也。"可见章次公对邹澍的认可程度。

（五）姜春华

姜春华（1908—1992），字秋实，汉族，江苏南通县人，中医名家，中医脏象及治则研究的奠基人。著有《中医生理学》《中医病理学》《中医诊断学》《中医治疗法则概论》《伤寒论识义》《姜春华论医集》《历代中医学家评析》，主编有《肾的研究》《活血化瘀研究》《活血化瘀研究新编》等著作，遗作有《经方发挥与应用》。

姜春华所撰《经方发挥与应用》一书，汇集了他一生研究《伤寒论》与《金匮要略》的心得体会，以类方的形式罗列张仲景所用方剂约160个；按照单味药物药理研究、方药组成、适应证、方解、应用和研究等逐项阐述。在该书凡例 8 中明言："仲景应用药物的考证，主要根据邹润安《本经疏证》，适当参考吉益东洞《药征》，阐述仲景应用药物，指出哪些悉同于《本经》，哪些超越《本经》而有新的发展。"姜春华在学术上推崇邹澍之学，他曾评价说："邹氏以考据法治本草，故考证严谨，朴实无华，为可读之书。"

邹澍的著作对后世的影响虽然较大，但是并没有形成一个学术流派，邹澍学术思想的逻辑基础，和中国古代文化的逻辑基础一脉相承。所以，尽管近代大家多对邹澍的著作推崇有加，可是并没有将他对本草的研究方法发扬光大，而是更多地选择了西方分析还原的研究方法研究中药，就今天的文化思想层次而言，难以辨明东西方各有特点的思维方式和研究方法优劣差距到底有多大，这也是今天我们研究继承我国古代医家学术思想、经验的意义所在。

综上所述，邹澍是运用我国传统思维方法研究本草学的杰出代表。由于本草学是连接理论与临床最关键的环节之一，而邹澍研究本草又是将理论和方药紧密地联系在一起，对于中药学理论、治法治则以及张仲景方的运用多有体会和发挥，先后提出了转气论、水之生熟论、关于毒的认识，运用中医学理论揭示了药物作用的原理，明示了许多药物使用的眼目，辨析了许多经典方的组方原则以及类方使用的幽微所在，对于把握古人认识人体、药物乃至自然界和人类社会思想脉络，具有重要的意义。虽然后世有人指出，邹澍著作有"笔舌纠缭，多病费词"的缺点，但是瑕不掩瑜。总体而言，后世对邹澍的评价甚高，其著作是学习研究中医药学的重要参考书之一。

邹澍

参考文献

著作类

［1］邹澍．本经疏证［M］．上海：上海卫生出版社，1957．

［2］邹澍．本经疏证［M］．张金鑫，点校．北京：学苑出版社，2009．

［3］邹澍．本经续疏［M］．张金鑫，点校．北京：学苑出版社，2009．

［4］邹澍．本经序疏要［M］．张金鑫，点校．北京：学苑出版社，2009．

［5］刘若金．本草述校注［M］．郑怀林，焦振廉，任娟莉，等，校注．北京：中医古籍出版社，2005．

［6］张志聪．本草崇原［M］．北京：中国中医药出版社，1999．

［7］高世栻．医学真传［M］．王新华，点注．南京：江苏科学技术出版社，1983．

［8］杨时泰．本草述钩元［M］．上海：科技卫生出版社，1958．

［9］曹禾．医学读书志［M］．北京：中国古籍出版社，1981．

［10］李识侯．暑症发原［M］．福州：福建科学技术出版社，2008．

［11］王学权．重庆堂随笔［M］．北京：中国中医药出版社，1999．

［12］王孟英．温热经纬［M］．北京：中国中医药出版社，1999．

［13］李慈铭．越缦堂读书记［M］．上海：上海书店出版社，2000．

［14］陆以湉．冷庐医话［M］．太原：山西科学技术出版社，1996．

［15］陆士谔．陆士谔医话［M］．王君慧，点校．太原：山西科学技术出版社，1996．

［16］庄毓鋐．中国地方志集成·江苏府县志辑·光绪武阳志余［M］．陆鼎

翰，纂修. 南京：江苏古籍出版社，1991.

［17］梁启超. 清代学术概论［M］. 北京：中国书籍出版社，2006.

［18］张维骧. 清代传记丛刊·清代毗陵书目［M］. 台北：明文书局，民国三十三年.

［19］何舒. 研药指南［M］. 韩育明，何桂华，点校. 长沙：湖南科学技术出版社，1999.

［20］章次公. 叶新苗. 章次公《药物学》点校［M］. 叶肖琳，点校. 北京：科学出版社，2012.

［21］王邈达. 汉方简义［M］. 上海：上海卫生出版社，1956.

［22］刘声木. 桐城文学渊源撰述考［M］. 徐天祥，点校. 合肥：黄山书社，1989.

［23］陈梦赉. 中国历代名医传［M］. 北京：科学普及出版社，1987.

［24］何兆雄. 中国医德史［M］. 上海：上海医科大学出版社，1988.

［25］杜建. 台湾中医药概览［M］. 北京：中国医药科技出版社，1990.

［26］姜春华，戴克敏. 经方应用与研究［M］. 北京：中国中医药出版社，1994.

［27］王文锦. 礼记译解（下）［M］. 北京：中华书局，2001.

［28］谢观. 中国医学源流论［M］. 余永燕，点校. 王致谱，审定. 福州：福建科学技术出版社，2003.

［29］柳春蕊. 晚清古文研究——以陈用光、梅曾亮、曾国藩、吴汝纶四大古文圈子为中心［M］. 南昌：百花洲文艺出版社，2007.

［30］姜春华. 历代中医学家评析［M］. 姜光华，整理. 上海：上海科学技术出版社，2010.

论文类

［1］陈可冀，江幼李，李春生，等.岳美中老大夫医话二则［J］.中医杂志，1981，22（3）：12-14.

［2］李铁君.邹澍和他的《本经疏证》［J］.南京中医学院学报，1983，1：56.

［3］王昆文.邹润安与《本经疏证》［J］.四川中医，1990.1：8.

［4］王昆文.邹润安对《伤寒杂病论》之研究［J］.国医论坛，1993，4：5-7.

［5］王昆文，曾顺祚.邹润安医古文辞赏析［J］.国医论坛，1994，9（4）：44-45.

［6］王昆文.用属辞比事法研究《伤寒杂病论》——再论邹润安对《伤寒杂病论》之研究［J］.国医论坛，1995，4：3-5.

［7］李珍先，秦玉龙.邹澍论治痰饮的用药经验［J］.天津中医药，2009，26（1）：78-80.

［8］王全利，郭瑞华.邹澍本草著述戊午日升山房本年代考［J］.中医文献杂志，2013，（6）：19-20.

［9］王全利，邹澍治喘思路探析［J］.河南中医，2014，34（7）：1232-1233.

［10］陈媛，黄作阵.《本经疏证》训诂特点初探［J］.中医药文化，2016，11（2）：57-60.

［11］杜耀光，秦玉龙.清代医家邹澍论治烦症方药特色［J］.上海中医药杂志，2016，（7）：37-39.

［12］杜耀光，秦玉龙.邹澍辨治呕吐的临床经验［J］.西部中医药，2017，

　30（2）：41-42.

［13］王全利.邹澍本草著作研究［D］.济南：山东中医药大学，2014.

汉晋唐医家（6名）

张仲景　王叔和　皇甫谧　杨上善　孙思邈　王　冰

宋金元医家（19名）

钱　乙　刘　昉　陈无择　许叔微　陈自明　严用和

刘完素　张元素　张从正　成无己　李东垣　杨士瀛

王好古　罗天益　王　珪　危亦林　朱丹溪　滑　寿

王　履

明代医家（24名）

楼　英　戴思恭　刘　纯　虞　抟　王　纶　汪　机

薛　己　万密斋　周慎斋　李时珍　徐春甫　马　莳

龚廷贤　缪希雍　武之望　李　梴　杨继洲　孙一奎

吴　崑　陈实功　王肯堂　张景岳　吴有性　李中梓

清代医家（46名）

喻　昌　傅　山　柯　琴　张志聪　李用粹　汪　昂

张　璐　陈士铎　高士宗　冯兆张　吴　澄　叶天士

程国彭　薛　雪　尤在泾　何梦瑶　徐灵胎　黄庭镜

黄元御　沈金鳌　赵学敏　黄宫绣　郑梅涧　顾世澄

王洪绪　俞根初　陈修园　高秉钧　吴鞠通　王清任

林珮琴　邹　澍　王旭高　章虚谷　费伯雄　吴师机

王孟英　陆懋修　马培之　郑钦安　雷　丰　张聿青

柳宝诒　石寿棠　唐容川　周学海

民国医家（7名）

张锡纯　何廉臣　陈伯坛　丁甘仁　曹颖甫　张山雷

恽铁樵